养老护理服务人员职业能力培训系列教材

老年人生活照料实用技能

主　编：许晓惠　杜　庆

副主编：许清华

编　者：杜　庆　李　莉　吴启芬

　　　　许清华　许晓惠

主　审：张　俊

中国劳动社会保障出版社

图书在版编目（CIP）数据

老年人生活照料实用技能/人力资源社会保障部教材办公室等组织编写 . -- 北京：中国劳动社会保障出版社，2018

养老护理服务人员职业能力培训系列教材

ISBN 978 - 7 - 5167 - 3606 - 7

Ⅰ. ①老… Ⅱ. ①人… Ⅲ. ①老年人-护理学-职业培训-教材 Ⅳ. ①R473.59

中国版本图书馆 CIP 数据核字（2018）第 204894 号

中国劳动社会保障出版社出版发行

（北京市惠新东街 1 号 邮政编码：100029）

*

三河市华骏印务包装有限公司印刷装订 新华书店经销

787 毫米×1092 毫米 16 开本 13.25 印张 202 千字

2018 年 9 月第 1 版 2023 年 1 月第 2 次印刷

定价：36.00 元

营销中心电话：400-606-6496

出版社网址：http://www.class.com.cn

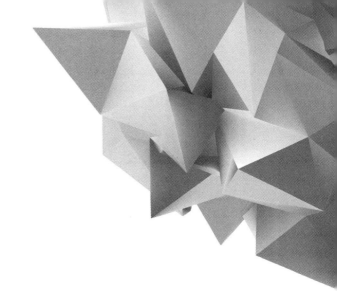

内容简介

　　本教材由人力资源社会保障部教材办公室、重庆城市管理职业学院健康与老年服务学院组织编写。教材从强化培养操作技能，掌握实用技术的角度出发，较好地体现了养老护理当前最新的实用知识与操作技术，对于提高从业人员基本素质，掌握养老护理核心知识与技能有直接的帮助和指导作用。

　　本教材根据国家职业标准编写，突出以实际操作能力培养为核心的编写方向，以"职业技能培训、岗位技能培训"需求为导向，依据工作岗位的实际需求，内容遵循职业标准中要求的知识点和技能点，涵盖岗位技能要点，知识内容的编写以满足技能需要为前提，以应掌握的操作技能为核心进行，强调实用性和可操作性。全书共分为8章，主要包括：老年人照护环境营造、老年人饮食照料、老年人排泄照料、老年人穿着照料、老年人睡眠照料、老年人清洁卫生照料、老年人安全出行照料、老年人陪同服务。各章着重介绍相关专业理论知识和操作技能，使理论与实践能更好地结合，便于学员学习和领会。

　　本教材由许晓惠、杜庆担任主编，许清华担任副主编，张俊担任主审。本教材编写工作由重庆城市管理职业学院杜庆（第1、2章）、吴启芬（第3章）、许晓惠（第4、6章）、李莉（第5章）、许清华（第7、8章）共同完成。

　　本教材可作为养老护理生活照料模块的培训教材，也可供全国其他地区从事养老护理工作的人员学习及进行岗位培训或就业培训使用。

目　录

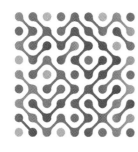

第1章

老年人照护环境营造

居室环境是人们生活、学习、工作的最重要场所之一，老年人在室内生活的时间更多。良好的居室环境不仅可以防止疾病的传播，而且可以消除环境中的不利因素，对机体产生良性的刺激，使老年人精神焕发，增强其对疾病的抵抗能力。老年人生活照料者需要充分掌握环境与健康的知识，充分利用环境中对老年人健康有利的因素，消除和改善环境中的不利因素，以促进老年人的身心健康。

学习单元 1　老年人居室环境的布局

了解老年人居室环境的基本要求
掌握老年人居室环境设计布局的要点
能够对老年人的居室环境进行布置，同时兼顾老年人的心理需求

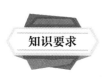

老年人的居住安排对健康和长寿有一定的影响。因此，在为老年人进行居室环境布局的时候要格外细致，要从房间的位置朝向、家具的选材布局、装修装饰的风格等各个方面予以综合考虑，并结合老年人的身心需求，营造出最适

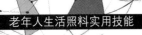

合老年人居住的环境。

一、老年人居室环境的基本要求

老年人应在舒适、安全、便利、无障碍的环境中生活，老年人居室环境的基本要求如下：

1. 居室内空间布局

（1）地面。尽量在居室内不设台阶、不平地板、光滑地砖等，以防老年人摔倒。

（2）过道。尽量不设门槛，并且门要宽敞一些，同时设有便于轮椅出入的通道，以利于老年人安全出入。

（3）卧室。尽量靠近卫生间和浴室，方便老年人直接进出，并且应安装夜间照明或地灯。

（4）浴室。地板必须防滑，浴缸边加扶手，浴室门最好为外开式，以保证发生意外时其他人员能及时入内。另外，浴室也要安装夜间照明或地灯。

2. 居室内家具布局

（1）家具摆设应整齐，不宜滑动，不应有太多杂物，防止绊倒老年人。

（2）能直接接触到老年人身体的家具、扶手等，应避免尖角和粗糙材质，以防碰伤、刮伤老年人。

二、老年人居室环境的设计布置

护理员在对老年人居室环境进行设计、布置前，先要评估老年人对环境的需求和周围的环境状况，如地域、位置、交通、绿化等是否符合老年人的需求，从而制订出使老年人满意并有利于他们身心健康的环境设计计划。

1. 房间

老年人的房间要求雅静、干净、地面平坦、干燥、阳光充足、空气流通。

（1）房间朝向和门面设置。房间最好选择向南或东南的朝向，这样的朝向使房间能够照射到阳光；门窗、墙壁的隔音效果要好；房间的窗户要宽大，以利于通风换气，并且应有窗帘或百叶窗，便于老年人午休或晚间休息时能遮挡较强的光线，有助于休息或放松。

（2）房间设备。房间应有卫生间设备，方便使用，并且门应外开，便于发生意外时护理员能及时进入卫生间急救；卫生间应有坐位便桶和扶手，方便老年人自己蹲坐或起身，能安全排便；便桶的高低要适中，过高对老年人不安全，过低使老年人起身费力，一般为0.4 m高为宜；卫生洁具应采用白色，以便观察老年人排泄物有无异常；卫生用品应放置在老年人便于拿取的地方；卫生间、浴室应有防滑设备；房间内的其他设备应简单、实用、摆放整齐，物品不要放在老年人经常行走的地方，牵拉电线不要设置在老年人常活动的区域，以防止老年人绊倒。

（3）呼叫系统。房间内、卫生间和浴室都要设置呼叫系统，使老年人在需要帮助时，能及时呼叫护理员。

2. 床

（1）老年人的床要牢固、稳定。床的高矮要合适，以坐在床上时足底能完全着地、膝关节与床呈近90°为最理想，保证老年人上下床安全；如果空间许可，床应该越大越好，单人床宽至少需要100 cm，最好为120 cm，这样利于老年人安心翻身及坐起；床垫的软硬要适中，床垫不能太软，过软容易凹陷引起腰疼，太硬又易导致身体受压。

（2）床的位置。床应避免放置在正向或有过堂风的位置，最好依墙而放，以防老年人坠床；床的另一侧应有床头灯和台灯，方便老年人起床，以防摔倒；床头和床角做弧形转角处理，利于老年人活动。

（3）被褥平整、舒适。老年人的被褥要柔软，而且透气性要好，以棉织品最佳；床单要能紧紧包裹住床垫，床单平整、无褶皱；针对大小便失禁的老年人，可在床单上加一个小单或尿垫，以便随时更换。

（4）枕头要舒适，高低要适中。枕头过低容易使血液流向头部，刺激大脑导致睡眠障碍，并容易引起眼睑浮肿；过高则会造成颈部、肩部肌肉僵直酸疼及睡眠时打呼噜等不适症状。一般情况下枕头以7~8 cm高为宜，也可根据老年人的个人习惯进行调整，但要注意有颈椎病的老年人不能使用高枕头。枕头的软硬要适中，老年人支撑骨头的肌肉、韧带失去弹性，功能减弱，合适的枕头可保持身体原有的形状，一般以可下压1/3~1/2为宜，这样可支撑身体自然弯曲的颈部和头部。枕头应经常晒洗。

3. 家具和装饰

家具和装饰的摆放充分满足老年人起居方便的要求，力求实用美观。

（1）家具应轻便小巧，设计成圆角，以防碰伤老年人。沙发不可太软，太软不便于老年人起身。

（2）老年人居住的室内、走廊和院内尽可能种植一些花草、树木。房间床周边可以依老年人的喜好安排装饰和摆设。老年人经常使用的物品要每天整理，摆放整齐、美观，便于使用。装饰品宜少不宜杂，可采用直线、平行的布置法，力求整体统一。墙上可悬挂字画、壁饰，窗台和桌上可摆放小型花卉、盆景，营造出有益于老年人身心健康的温馨、舒适、典雅的居住环境。

（3）房间色彩以偏暖色调为宜，也可根据老年人的爱好和居室的功能进行选择。窗帘、床单采用淡雅色，灯光使用同一色系，强弱适中，使老年人的心情愉悦和舒畅。

学习单元2　老年人居室环境的调控

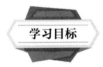

了解老年人居住环境调控的方法
能够根据老年人的需求对居住环境进行调节

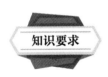

良好的居室环境是保证老年人正常生活的基本条件。老年人居室要保持适宜的温度、湿度，空气新鲜，光线充足、自然，安静舒适，清洁整齐。

一、居室的采光与通风

老年人房间的光线要充足。随着年龄的增长，老年人视力会逐渐下降，辨别颜色的能力减弱，突然进入阴暗或耀眼的环境时，会因视物不清而陷入恐惧状态或由反射光引起眩晕。老年人居室光线的要求如下：

1. 自然光线

天然的光线给人们在视觉上带来舒适、欢快和明朗的感觉，其中的紫外线可促进人体细胞的生长繁殖，并具有杀菌能力，散射时能减弱细菌和病毒的活力，直射时可杀死细菌和病毒。适量的日光照射可以改善皮肤和组织器官的营养状态，尤其是冬季可使照射部位血管扩张、血流量增加、温度升高，使老年人感觉温暖、舒适、愉悦。充足的光线还有利于护理员进行观察和护理工作。

冬季室内日照至少应有 3 小时，为了使适量的紫外线射入室内，应经常开启窗户，并且保持居室窗户的清洁、明亮，以便阳光直接照射到室内。在采用自然光线时，注意光线不要直射老年人的头、面部，以防止目眩。

2. 人工光线

夜间或白昼等自然光线不足时，可采用人工光源进行照明。人工光源的光谱应尽可能接近昼光，照度足够，一般要比年轻人所需照度高 3~4 倍，并稳定、分布均匀。夜间老年人睡眠时可根据老年人的生活习惯，采用地灯或关闭灯光，以利于睡眠。老年人经常活动的地方，光线要充足，如室内、走廊、厕所、楼梯、阳台等处，都要安装照明设备，并可提高照明设备的功率，或多安装几处照明设备来增加亮度，以保持光线的明亮。老年人的床头应设床头灯或台灯，方便老年人夜间使用。床头灯最好是光线可调节型，开关应放置在老年人易触及的地方。

二、居室的温、湿度调节

老年人的机体对温、湿度的调节能力下降，温度稍低一点就会感到十分寒冷，因此，要注意居室温、湿度的调节。

1. 居室温度

老年人房间的温度冬季以 18~22℃为宜，夏季以 28~30℃为宜。温度过低或过高都会使老年人感觉不适。室温过高会使人的神经系统受到抑制，干扰消化及呼吸功能，并使老年人咽干、舌燥、心情烦躁；室温过低则因冷的刺激使人缺乏动力，肌肉紧张，缩手缩脚，容易导致老年人受凉。

老年人由于体温调节功能和体温识别能力低下，容易受温热环境的影响。所以适当调节居室内温度是十分必要的。

（1）室内应备有温度计，及时了解温度变化。

（2）夏季天气炎热的时候，可在窗户外装上遮阳布或竹帘，减少阳光直射对室内加温的作用；另外可以打开窗户，增加空气对流，或在地面洒水；还可以借助于电器来降低室内温度，如电风扇、空调等。

（3）冬季可用电暖气片、红外线取暖器和电褥子取暖，如使用煤炉取暖时，为了避免缺氧及煤气中毒，应安装通风设备。

（4）若使用冷暖设备来调节室温时，最好室内室外温差维持在 5～7℃，以免人体出现调适困难，并且注意冷、暖风不要直接吹到老年人身上。

2. 居室湿度

老年人房间的湿度一般以相对湿度在 50%～60% 为宜。湿度过高时，空气潮湿，有利于细菌的繁殖，同时机体水分蒸发慢，汗水排出缓慢，人会感到憋闷；湿度过低时，室内空气干燥，使人体水分蒸发过快，散失大量的热量，可导致老年人出现呼吸道黏膜干燥、口干、咽痛、口渴等症状，对患有心脏、肾脏、呼吸道疾患的老年人更加不利。

居室内应配有空气调节器，以便观察和调节湿度。经常通风换气或使用空气调节器可调节湿度，也可采用一些简单的方法，如当湿度过低时，夏季可在地面上洒水，冬季可在暖气片上放湿毛巾、水杯等蒸发水汽，以达到提高湿度的目的。老年人也可使用润肤油帮助皮肤维持适当的湿度。另外在湿度过高或过低时，应注意老年人身体的清洁和皮肤的保护，以免发生并发症。

三、安静的居室环境

安静的环境有利于老年人的休息。老年人的居室应尽量避免噪声，噪声强度在 50～60 dB（A）时，一般人会觉得吵闹，长时间处于 90 dB（A）以上的噪声环境中，能引起头晕、头痛、耳鸣、心悸、失眠、食欲不振、恶心等症状，严重时可使脉搏、血压发生波动。老年人对噪声非常敏感，即使听到声音不大的噪声也会使机体感觉不舒服，出现情绪不佳、烦躁不安，最终影响休息和睡眠，导致老年人出现健康问题，尤其是患病的老年人应特别注意。为了给老年人营造一个安静舒适的居室环境，可以采取以下措施：

1. 对来自居室外的噪声，可以采用隔音玻璃、窗帘遮挡一部分，从而减轻干扰。

2. 居室内噪声主要来自于各种家用电器，如冰箱、音响和洗衣机等。因此，最好不要把冰箱放在卧室内，排烟机和洗衣机要定时维护以减轻噪声，录音机的声音不宜太大。

3. 针对来自于邻居的噪声，通过加强墙壁的隔音和门窗的严密程度来解决。

另外，一些老年人听力下降，在与人交流时又需要较大的音量才能听清楚，这就需要护理员在与老年人交流时，将音量控制在老年人能听到为度。护理员走路、关门、放东西时均要轻。

四、整洁的居室环境

居室的整洁卫生直接关系到老年人的正常生活与身心健康，在护理工作中应随时保持居室环境清洁、整齐。

1. 居室及物品清洁

（1）老年人的居室应定期大扫除，每天擦拭地面、门窗、家具。擦拭的抹布应先浸润，经常清洗，用后洗净晾干。

（2）老年人用的痰杯应每日刷洗清洁，必要时煮沸消毒。老年人所用的脸盆、开水杯应在每日护理后冲洗干净。茶杯、便盆、尿壶每周浸泡消毒1次。

（3）保持居室内厕所无臭味、积水，便器无积垢。

（4）每餐后及时清洗用过的餐具，擦拭餐具的抹布要与其他抹布分开。

（5）定期清扫居室的墙壁。

2. 居室内物品的整理

（1）居室内物品应摆放整齐，位置相对固定，用后及时整理，保证老年人行走安全。

（2）床上除被褥外，不宜过多放置其他的物品。

（3）放置食品的抽屉里不宜放置其他的物品，要经常清理抽屉。

（4）便盆、尿壶不能放在地上或桌子上，用后及时放回厕所固定的地方。

（5）老年人所用的毛巾不可挂在床栏或椅子背后，应放置在固定位置。

（6）老年人所用轮椅应定点放置。

思考题

1. 请简述老年人居住环境的基本要求。

2. 请简述老年人选择床、床垫、被褥和枕头的注意事项。

3. 请简述老年人居室温、湿度的调节方法。

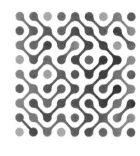

第2章

老年人饮食照料

　　人类所需要的各种营养素都具有特殊的生理功能，是人体不可缺少和不可代替的。人类为了维持生命活动，必须从食物中摄取各种营养素，营养的缺乏和过剩都可能引起机体的功能失调或诱发某些疾病。进入老年后，机体逐渐出现衰老退化的现象，基础代谢率下降，对疾病的抵抗能力下降，因此，老年人的营养需求与一般成年人存在个体差异。为了保证老年人均衡摄入各种营养素，摄入合理营养，维持老年人生命活动正常运行，护理员要掌握老年人的营养需求及饮食种类知识，对老年人进行科学的饮食照料。

学习单元1　老年人营养需求及饮食特点

了解营养素的种类和生理功能
熟悉老年人营养需求的特点
掌握老年人基本饮食和治疗饮食的种类、特点及适用对象
掌握老年人基本饮食原则
能够根据老年人的特征进行饮食种类的选择

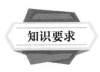

一、老年人饮食营养基本知识

1. 营养素的种类

人体为维持生命活动，每天都需要摄入各种营养素和能量。人体所需要的营养素有七大类：蛋白质、脂类、碳水化合物、维生素、矿物质、膳食纤维和水。七种营养素在人体中发挥三个方面的生理作用：第一是构成细胞组织和器官的重要成分，参与细胞组织的修复、更新和再生；第二是作为能源物质，供给机体生命活动所需要的能量；第三是参与物质代谢和生理功能的调控，调节人体的生理功能，使人的生命活动正常运行。其中蛋白质、脂类、碳水化合物能为机体提供能量，摄入量比较大，称为宏量营养素；维生素和矿物质参与物质代谢，所需量相对较小，被称为微量元素。各种营养素以不同的形式存在于各种食物中，只要广泛摄取和合理进食，一般就可以获得。

2. 营养素的生理功能

（1）蛋白质。蛋白质是生命的物质基础，是构成人体组织的基本材料，能维持人体组织生产、更新和修复，是构成人体内的酶、激素、抗体、血红蛋白等的重要成分，还可以维持血浆胶体渗透压及提供能量。人体每天所需热能有 10%～15% 来自于蛋白质。

（2）脂肪。脂肪是人体含热能量最高的营养物质。脂肪中的磷和氮元素，是机体细胞构成、转化和生长必不可少的物质。脂肪的主要功能有：提供能量，保护脏器，维持体温，供给必要脂肪酸，促进脂溶性维生素的吸收和利用，更重要的功能是参与构成组织细胞。

（3）碳水化合物。碳水化合物又称为糖类，是人类最廉价的能量来源，也是人类生存最基本的物质和最重要的食物来源。碳水化合物是构成神经组织的主要成分，在机体中参与许多生命活动，可以维持心脏和神经系统的正常功能，并具有保肝解毒的作用。

（4）维生素。维生素是维持人体生命活动必需的一类有机物质，也是保持人体健康的重要活性物质。维生素在体内的含量很少，但在人体生长、代谢、发育过程中发挥着重要的作用。

（5）矿物质。矿物质又称无机盐，是人体内无机物的总称，是人体必需的元素。人体内约有 50 多种矿物质，他们无法自身产生、合成，都是从食物中摄取。矿物质摄取不足会影响人体代谢活动，摄取过多，容易引起中毒，所以一定要注意矿物质的摄取量。

（6）膳食纤维。膳食纤维又称粗纤维，其营养含量较少，不易被消化吸收。膳食纤维能控制体重，对肥胖、高血脂、糖尿病等起到一定的预防和治疗作用。膳食纤维还能刺激肠道蠕动，加速粪便排出，有利于预防结肠癌的发生。

（7）水。水是人体各种细胞和体液的重要组成部分，占体重的 50%～60%，人体的许多生理活动要有水的参与才能进行。

3. 老年人营养素需求的特点

（1）摄取适量的优质蛋白质。老年人的体内代谢过程以分解代谢为主，蛋白质的合成能力差，表现为血清中白蛋白含量降低，容易出现负氮平衡，而摄取的蛋白质利用率亦降低。因此，需要较为丰富的蛋白质来补充组织蛋白质的消耗。但摄入过多的蛋白质可加重老年人胃肠道及肝脏、肾脏的负担，对健康不利，故蛋白质的摄入应质优适量。

营养学上将含有必要的、种类齐全的氨基酸，数量充足且易于消化吸收的蛋白质称为优质蛋白质。富含优质蛋白质的食品包括肉类、蛋类、鱼虾类、牛奶及其制品、大豆及其制品。

（2）减少脂肪的摄入量。老年人由于脂肪酶活性降低，对脂肪的消化和利用能力下降，故脂肪的摄入量不宜过多，以防脂肪沉积在血管和脂肪组织中发生高脂血症、高胆固醇血症、高血压和肥胖症。但若进食脂肪过少，又将影响到脂溶性维生素的吸收。

老年人脂肪摄入总的原则是减少膳食中饱和脂肪酸和胆固醇的摄入量，而以富含不饱和脂肪酸的植物油为主。一般每日烹调油摄入在 25 g 左右。

富含饱和脂肪酸的食品有畜产品、动物油脂、黄油、全脂奶、冰淇淋、奶油等；富含不饱和脂肪酸的食品有花生油、玉米油、橄榄油、大豆油、葵花籽油等。

（3）选择多元碳水化合物。碳水化合物是人体最容易消化吸收的、最重要的能源物质，分为单元碳水化合物和多元碳水化合物两部分。单元碳水化合物除了供应热能以外，其他营养价值微不足道，像糖、甜点、饼干、汽水、果酱、朱古力等这些简单的碳水化合物摄入过多，不仅有血糖升高的趋势，还会在体内转化为甘油三酯，诱发高脂血症。多元碳水化合物主要由淀粉和食物纤维组成，像谷类、薯类、水果、蔬菜都是多元碳水化合物含量丰富的食品。这一类食品供给人体的不仅是食物纤维，还有维生素、矿物质和蛋白质。

老年人随着年龄的增加，活动量逐渐减少，对富有热量食品的需求也在下降，多摄取多元碳水化合物食品就可以保证身体必需的营养元素。因此，老年人在日常生活中，主食应该是米饭、面食、粗杂粮配以水果和蔬菜等，应控制糖果、精致点心的摄入量。

（4）保证足量维生素。维生素对人体的健康非常重要，健康人可以通过日常均衡的膳食摄取充足的维生素，但是当机体受到感染、体力活动增加、体液大量流失、服用特殊药物等情况下，机体对于维生素的需求会大大增加。从食物中得到的维生素，比从化学制品中得来更容易，而且更容易被人体吸收和利用。因此，老年人要注意食物多样性，多样化的食物是保证足量维生素的前提。

1）维生素 A。维生素 A 对维护皮肤和器官内膜健康是非常重要的，维生素 A 不足会引起夜盲症，其主要来源为鱼肝油、肝、肾、鱼、蛋、牛奶、黄色和青色蔬菜。

2）B 族维生素。B 族维生素可增进老年人的食欲，增强机体的抗病能力。

3）维生素 C。维生素 C 能提高免疫能力，增强人体抗细菌感染的能力；能帮助伤口愈合；能预防癌症、心脏病和中风；能保护牙齿和牙龈；能促进红细胞成熟、减少黑斑等。

4）维生素 D。维生素 D 能促进钙的吸收，缺乏会严重影响钙和磷的代谢，使血钙、血磷浓度下降，并且维生素 D 缺乏是多种自身免疫性疾病，如多发性硬化症、关节炎和糖尿病的发病因素之一，补充维生素 D 的活性成分可以抑制自身免疫性疾病的发展进程。

5）维生素 E。维生素 E 具有抗氧化、抗衰老的作用。维生素 E 能增强老年人的记忆力，预防和缓解老年病的发生，而且还能保护多元不饱和脂肪酸以及可溶解于脂肪中的维生素 A 免遭破坏，维持中枢神经和血管系统的功能。

有试验证明老年人摄入维生素 C（每日 1 g）及维生素 E（每日 200 IU）可以增进多项免疫功能，还可以清除血液中的自由基等有害物质。

老年人由于牙齿松动或脱落，咀嚼能力下降，影响了对蔬菜和水果的摄入，从而影响了相应的维生素的摄入。所以，老年人应选择鲜嫩的蔬菜和水果，在烹调上可加工成菜泥、水果泥、菜汁、瓜果汁等，以保证维生素的摄入量。

（5）注意补充矿物质。矿物质可以使参与人体新陈代谢中的酶活化，如果矿物质不足，酶就无法正常工作，机体的代谢活动就随之停止。老年人对矿物质的需求除钙、铁两种元素外与成年人基本相同。

老年人由于合成维生素 D 的能力减弱，影响钙的吸收，加上饮食中摄入的钙不足，容易发生钙代谢的负平衡。尤其是女性，在绝经后，由于内分泌功能的衰减，骨质疏松的发生概率增加，骨折的发生率也在增加。因此，应当多摄取含钙丰富的食物，钙质较好的食物来源于牛奶及乳制品、鸡蛋、小鱼干、豆腐等，并增加一定量的维生素的摄取，同时增加户外活动及养成健康的生活方式，以促进钙的吸收和骨骼的健康。

（6）提供丰富纤维素。膳食纤维不是营养素，但是能在肠道内耐受消化酶的作用并可以被细菌酶分解，能促进人体消化和排泄。老年人排便困难，冠心病、动脉粥样硬化、糖尿病发生率较高，尤其应该在饮食中补给足量的纤维素。

（7）补充水分要充足。随着年龄的增长，各系统功能的降低，老年人机体排泄毒素的速度越来越慢。因此，老年人必须适当补充水分，以保证代谢毒素的排除。老年人每日饮水量一般为 2 000～2 500 mL，以保持尿量在 1 500 mL 以上。除了水以外，清汤、未加糖的果汁也是补充水分很好的选择。但是补水不能过量，过量会增加老年人心脏和肾脏的负担，对健康不利。

二、老年人饮食的种类

1. 老年人基本饮食的种类、特点和适用对象

老年人基本饮食的种类主要包括：普通饮食、软质饮食、半流质饮食、流质饮食。

（1）普通饮食

1）特点。普通饮食简称普食，与健康人平时饮食基本相同，包含各种基本食物，营养素平衡，美观可口，容易消化，无刺激，品种丰富。普通饮食主要适用于消化功能无障碍和饮食不限制的老年人。

2）原则

①各种营养素种类要齐全，数量要充足，相互间比例适当。

②主副食品多样化，烹调方法保持食物美观可口，以增进食欲。

③合理分配全天食物量，一般早餐占 25%～30%，中餐占 40%，晚餐占 30%～35%。

④食物应选择粮谷类、豆类、各种蔬菜、瓜果、根茎类、薯类、鱼虾类、奶类、豆及豆制品；避免辣椒、芥末、胡椒、咖喱等刺激性食物；少吃煎炸、过分坚硬的难以消化的食品。

（2）软质饮食

1）特点。软质饮食简称软食，是从普食过渡到半流质的、含纤维素少、便于咀嚼、比普食更容易消化的食品。软食适用于轻度发热、消化不良、咀嚼不便、患胃肠疾病以及进行肛门、结肠及直肠手术后的老年人。

2）原则

①烹调时将食物切碎、煮烂，力求细软。

②蛋白质、脂肪、碳水化合物按正常需要供给，每天 3～4 餐，以平衡膳食。

③蔬菜及肉类在切碎煮烂的过程中，会丧失许多的维生素和矿物质，为预防维生素 C 及矿物质的缺乏，应注意补充菜汁、果汁等。

④选择主食应比普食软烂，如软饭、包子、饺子、面条、馄饨等，但馅料选用含纤维素少的蔬菜；副食应选用肉丝、肉糜、鸡丝或蛋类、鱼类、虾类、动物内脏等。

⑤水果和蔬菜选用纤维素少的为宜；水果应去皮，做成水果羹或蒸烂后食用。

⑥禁用煎炸的食物，忌用强烈辛辣调味品。

（3）半流质饮食

1）特点。半流质饮食介于软食与流质饮食之间，外观呈半流质状态，比软食更易消化吸收，是限量、多餐次进食形式。半流质饮食适用于发热、口腔疾病、咀嚼困难、胃肠炎和其他消化功能不能适应正常饮食的老年人。

2）原则

①蛋白质按正常量供给，各种营养素要合理和充分。

②食物必须软、稀、烂，呈半流质状态，尽量做到食谱多样化和色、香、味俱全。

③餐次安排少量多餐，每隔 2~3 小时进餐一次，每天 5~6 次，全天主食量不超过 300 g。

④食物温度要适度，避免过冷或过热，忌用辛辣刺激性调味品。

⑤禁用豆类、大块蔬菜、大块肉类、油炸烟熏食品、蒸米饭、烙饼等较硬且不消化的食物。

⑥常选用的食物有肉末粥、蛋花粥、碎菜粥、面条汤、面片汤、混沌汤、各种肉汤、小包子、小花卷、蒸蛋羹、牛奶、酸牛奶、嫩豆腐、豆腐脑、果汁、果泥、西瓜、香蕉、菜泥、菜汁、碎菜叶、嫩肉丝、嫩鱼片等。

（4）流质饮食

1）特点。流质饮食简称流食，为液体或易于溶化为液体的流体状饮食且比半流质饮食更易于吞咽和消化的食物。流食适用于高热、口腔炎、急性胃肠炎、食道狭窄、消化道出血、急性重症感染、胃肠手术后、急性心肌梗死的老年人。

2）原则

①选用营养均衡、质地细嫩、易消化的食物。

②进食总量为：总能量 790~1 400 kcal[①]，蛋白质 65~70 g，脂肪 55~60 g，碳水化合物 260~270 g。流质饮食供给的能量及蛋白质较少，不可长期食用。

③少量多餐，每天 6 餐。如早餐 7 点、早点 9 点、午餐 11~12 点、午点 15 点、晚餐 17 点、晚点 19 点。

④常用的流质饮食有米汤、肉汤、肝汤、蛋花汤、豆浆、牛奶、酸奶、藕粉、豆腐脑、鲜果汁、菜汁、西红柿汁。如需要高能量，可以用浓缩食品，如

① 注：标准的能量单位为焦耳，本书为符合行业通用原则，仍使用卡路里，1 cal ≈ 4.186 J。

奶粉、蛋白粉等。

2. 老年人治疗饮食的种类、特点及适用对象

治疗饮食是根据病人不同生理、病理情况，调整饮食的成分和质地，从而起到治疗疾病和促进健康的作用。

（1）高蛋白饮食。高蛋白饮食是指蛋白质供给量高于正常的一种饮食，适用于营养不良、分解代谢亢进状态的老年人。

保证每天蛋白质摄入量达到 100～120 g，其中优质蛋白质应占 50%。除其原有饮食的规定外，应多摄入蛋、奶、禽肉、瘦肉、鱼、虾、豆腐丝等，不用或少用易引起变态反应的食物。

（2）低蛋白饮食。低蛋白饮食是指蛋白质含量较正常饮食低的饮食，其目的是减少体内氮代谢废物，减轻肝、肾负担，适用于肝肾功能不全的老年人。

低蛋白饮食应控制蛋白质的摄入量，每天蛋白质供给量不要超过 40 g，应尽量选择优质蛋白质；多采用蔬菜或麦淀粉代替主食，不可用刺激性的调味品；除规定数量外，避免用蛋、奶、肉、豆类等蛋白质含量高的食物。

（3）低脂饮食。低脂饮食又称少油饮食，是指饮食中需要限制各种类型的脂肪摄入量的饮食，适用于患肝、胆、胰腺等疾病和高脂血症的老年人。

低脂饮食以清淡为原则，限制脂肪摄入；每日进食脂肪在 40 g 以下，禁用油炸食物、肥肉、猪油及含脂肪多的点心；一般可采用蒸、卤、煮、炖等方法烹调食物。

（4）高纤维饮食。高纤维饮食即一日饮食中膳食纤维总量不低于 25 g，适用于便秘、心血管疾病、糖尿病、肥胖病的老年人，应在此类老年人的普通饮食中，增加含有粗纤维的食物，如韭菜、芹菜、豆芽、粗粮、麦麸等。

（5）低纤维饮食。低纤维饮食亦称少渣饮食，是一种膳食纤维和肌肉、结缔组织含量极少，易于消化的饮食，适用于腹泻、肠道手术前后和食道静脉曲张的老年人。饮食应细软、少渣、无刺激性，所有食物均需要切小制软，蔬菜去粗纤维后制成泥状，同时给予低脂膳食。

（6）低盐饮食。低盐饮食要求每日用盐 2～3 g，适用于患高血压、心衰、肾炎、肝硬化等疾病引起水肿的老年人。

（7）高钾饮食。高钾饮食要求每日进食钾含量在 4 000 mg 以上，适用于低血钾老年人。饮食中可选用富含钾的食物，如豆类、冬笋、藕、莴笋、菠菜、油菜、芹菜、香菜、大葱、柑橘、香蕉、畜禽肉、肉汤等。

（8）低钾饮食。低钾饮食要求每日进食钾含量在 200 mg 以下，适用于高血钾老年人。烹调前可将蔬菜放置水中浸泡、水煮去汤，以减少钾含量。

（9）低嘌呤饮食。低嘌呤饮食要求每日进食嘌呤含量在 150 mg 以下，适用于患痛风病及高尿酸症的老年人。饮食中尽量选择嘌呤含量少的食物，食用炖煮食物时，应弃汤而食。

（10）糖尿病饮食。一般情况下，体重正常、无并发症、从事重体力劳动的糖尿病人，每日主食量可在 300 g 以上，肉蛋类可在 200～300 g，蔬菜 400～500 g，烹调油 40 g；肥胖伴有轻度并发症者，每日主食限定在 200～250 g，蔬菜 400～500 g，肉类 150 g 以内，烹调油 30 g 以内。护理糖尿病老年人，护理员要针对老年人的体重和病情控制其饮食。

（11）鼻饲饮食。鼻饲饮食即不能自主从口中进食，要通过胃管注入流质饮食，常用于因各种原因导致昏迷、吞咽困难的老年人。

根据病情的需要，老年人不同病症有与其相应适宜的治疗饮食，见表 2—1。

表 2—1　老年人常见疾病治疗饮食

老年人常见疾病	治疗饮食
高血压	低热量饮食、低盐饮食、低脂饮食、低胆固醇饮食、高纤维素饮食
冠心病	
脑卒中	低盐饮食、低脂饮食、低胆固醇饮食、高纤维素饮食、高蛋白饮食
糖尿病	低糖饮食、低热量饮食、低盐饮食、低脂饮食、低胆固醇饮食、高纤维素饮食
便秘	高纤维素饮食
肾病综合征	高蛋白饮食（优质蛋白质饮食）
尿毒症	低蛋白饮食
肝硬化腹水	低盐饮食
全身水肿较严重	无盐低钠饮食
消化系统疾病（胃溃疡、十二指肠溃疡、腹泻等）	少渣饮食、高热量饮食

三、老年人基本饮食原则

老年人基本饮食原则可概括为：食物全面多样化，荤素搭配要合理；少食多餐要定时，食物清淡不只吃素；饭菜烹调宜软烂，温度咸淡要适宜；瓜果蔬菜要多吃，每天水分要充足；食品新鲜不变质，饮食有节不暴食；适量饮茶勿吸烟，慎吃油炸、熏腌、酱、冷食。

学习单元2 协助老年人进食、饮水

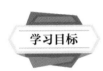

了解老年人进食体位的概念
熟悉老年人进食体位摆放的目的
熟悉老年人进食体位的种类
掌握老年人进食的观察要点
熟悉老年人吞咽困难、进食呛咳的观察要点
能够为老年人摆放好进食体位并协助老年人进食、饮水
能够观察老年人进食、饮水种类和量并记录异常情况

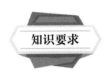

一、老年人进食体位的概念

老年人进食体位是指根据老年人自理程度及病情，采取适宜的进餐姿势。

二、老年人进食体位摆放的目的

为老年人摆放适宜的进食体位有利于老年人进食，增进老年人的食欲和进食量，增加老年人的营养素摄入，提高机体免疫力；同时可避免不良体位引起呛咳、误吸、噎食、窒息等意外的发生。

三、老年人进食体位的种类

老年人完全自理或上肢功能较好时，尽量采用坐位进食体位；当病情危重

或完全卧床时，可采取半卧位、头偏向一侧的进食体位。一定要避免平卧位进食，以免食物反流进入呼吸道，引起呛咳、误吸、噎食、窒息等意外。

四、老年人进食时间、频率和量

1. 进食时间

根据老年人的生理特点和生活习惯，合理安排进餐时间。一般早餐为上午6—7点，午餐为中午11—12点，晚餐为下午5—7点。

2. 进食频率

老年人除了保证一日三餐正常摄入外，为了适应其肝糖原储备减少及消化吸收能力降低等特点，可以在正餐外安排加餐，适当地在晨起、餐间或睡前补充一些糕点、牛奶、水果、饮料等。

3. 进食量

每天的进食量应根据老年人当天的活动量均衡地安排到三餐中去。应了解老年人日常饮食量，当老年人的饮食量有明显增多或减少的变化时，要观察并询问老年人，查找原因。因疾病引起饮食量多或减少时，经诊治遵医嘱用药治疗；因食物外观、口感、色香味制作工艺影响老年人食欲，导致进食量减少时，应积极改进餐饮制作工艺，保障营养的同时使之更适合老年人口味。

五、老年人进食的观察要点

1. 进食速度

老年人应细嚼慢咽，有利于食物的消化吸收，同时预防在进食过程中发生呛咳或噎食。当老年人出现较明显进食速度增快或减慢的情况时，应加强观察并告知医生或家属，及时就诊，检查有无精神或器质性病变。

2. 进食温度

老年人唾液分泌减少，口腔黏膜抵抗力低，因此不宜进食过热的食物。此外，老年人也不宜进食过冷的食物，容易伤脾胃，影响食物的消化、吸收。因此，进食的温度以不烫嘴为宜。

3. 观察老年人进食及进食后的表现

观察老年人进食过程中及进食后的表现，例如有无吞咽困难、呛咳、噎食、恶心、呕吐、腹部胀满等症状。如老年人出现不适表现，应及时告知医生或家属，以便采取相应照料措施。

六、老年人吞咽困难、进食呛咳的观察要点

1. 吞咽困难、呛咳的定义

吞咽困难是指由于口腔、咽喉、食管和神经肌肉等病变的影响引起老年人吞咽费力，自觉食物在通过食管时有梗阻感。

呛咳是指由于异物（水、食物或刺激性气体等）误入气管而引起的咳嗽。

2. 老年人吞咽困难的观察要点

（1）老年人进食量是否减少。

（2）老年人进食过程中是否有呛咳、下咽费力及将食物含在口中不下咽的情况发生。

3. 老年人进食呛咳的观察要点

老年人在进食过程中，突然剧烈咳嗽，将食物喷出，当发生误吸时可伴有呼吸困难、面色苍白或发绀。

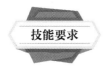

技能要求

一、为老年人摆放进食体位

【操作准备】

1. 环境准备

环境整洁，温、湿度适宜，无异味。

2. 护理员准备

护理员服装整洁，洗净双手。

3. 老年人准备

询问老年人进食前是否需要大小便，根据需要协助排便，协助老年人洗净双手。

4. 物品准备

根据需要准备轮椅或床上支具（靠垫、枕头、床具支架等）。

【操作步骤】

步骤 1　沟通

向老年人说明进食时间和本次进食食物，询问有无特殊要求。

步骤 2　摆放体位

护理员根据老年人自理程度及病情，结合沟通结果做好老年人进食体位的评估，并采取适宜的进食体位。摆放体位时动作轻稳，保障老年人安全。

（1）轮椅坐位（适用于下肢功能障碍或行走无力的老年人）。轮椅与床呈30°，固定轮子，抬起脚踏板。护理员叮嘱老年人双手环抱护理员脖颈；护理员双手环抱老年人的腰部或腋下，协助老年人坐起，双手垂于床边，双脚踏稳地面；护理员再用膝部抵住老年人的膝部，挺身带动老年人站立并旋转身体，使老年人坐在轮椅中间，后背贴紧椅背，将轮椅上的安全带系在老年人腰间。轮椅坐位如图 2—1 所示。

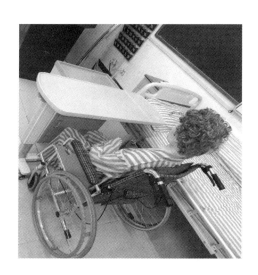

● 图 2—1　轮椅坐位

（2）床上坐位（适用于下肢功能障碍或行走无力的老年人）。护理员按上述环抱法协助老年人从床上坐起，将靠垫或软垫放于老年人后背及膝下，保证坐位稳定舒适，床上放置餐桌。床上坐位如图 2—2 所示。

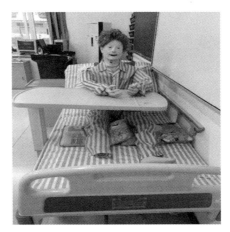

● 图 2—2　床上坐位

（3）半卧位（适用于完全不能自理的老年人）。使用可摇式床具时，护理员将老年人床头摇起，抬高至与床具水平呈 30~45°。使用普通床具时，可使用棉被或靠垫支撑老年人背部使其上身抬起。为了保证老年人体位的稳定，采用半卧位时应在身体两侧及膝下垫软垫。半卧位如图 2—3 所示。

（4）侧卧位（适用于完全不能自理的老年人）。使用可摇式床具时，护理员将老年人床头摇起，抬高至与床具水平呈 30°。护理员双手分别扶住老年人的肩部和髋部，使老年人面向护理员侧卧，肩背部垫软枕。侧卧位一般采用右侧卧位，如图 2—4 所示。

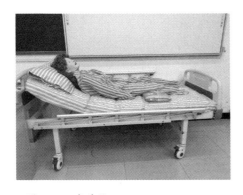

● 图 2—3　半卧位

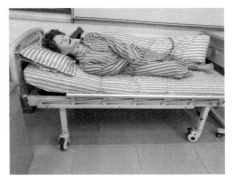

● 图 2—4　侧卧位

步骤 3　准备进餐

护理员为老年人穿戴好围裙或在颌下及胸前垫好毛巾，准备进餐。

二、协助老年人进食

【操作准备】

1. 环境准备

环境整洁，温、湿度适宜，无异味。

2. 护理员准备

护理员服装整洁，洗净双手。

3. 老年人准备

（1）询问老年人进食前是否需要大小便，根据需要协助排便。

（2）协助老年人洗净双手。

（3）协助老年人戴上义齿。

（4）协助老年人服用餐前口服药。

4. 物品准备

准备餐具（碗、筷、汤匙）、食物、围裙或毛巾、手帕或纸巾、小桌，清洁口腔用物。

【操作步骤】

步骤1 沟通

向老年人说明进食时间和本次进食食物，询问有无特殊要求。

步骤2 摆放体位

护理员根据老年人自理程度及病情，采取适宜的进食体位（具体内容详见上述一）。为老年人戴上围裙或将毛巾垫在老年人颌下及胸前部位。

步骤3 协助进食

护理员将已准备好的食物盛入老年人的餐具中并摆放在餐桌上。

（1）鼓励能够自己进餐的老年人自行进餐。指导老年人上身坐直并稍向前倾，头稍向下垂，叮嘱老年人进餐时要细嚼慢咽，不要边食边讲话，以免发生呛咳。

（2）对于不能自行进餐的老年人，由护理员喂食。护理员用手触及碗壁感受并估计食物的温热程度，以汤匙喂食时，每喂食一口，食物量为汤匙的1/3为宜，等老年人完全咽下后再喂下一口。

（3）吞咽困难的老年人，先喂适量温水（湿润口腔），再喂固体食物（送入口腔健侧），接着再喂流质饮食，鼓励老年人吞咽。

（4）对于视力障碍能自己进食的老年人，护理员将盛装温热食物的餐碗放入老年人的手中，再将汤匙递送到老年人的手中，告知食物的种类，叮嘱老年人缓慢进食。进食带有骨头的食物，护理员要特别告知小心进食，进食鱼类要先协助剔除鱼刺。

步骤 4　整理

护理员协助老年人进餐后漱口，并用毛巾擦干口角水痕。叮嘱老年人进食后不能立即平躺，保持进餐体位 30 分钟后再卧床休息。

清扫整理床，使用流动水清洁餐具并放回原处备用，必要时进行消毒。

三、协助老年人饮水

【操作准备】

1. 环境准备

环境整洁，温、湿度适宜，无异味。

2. 护理员准备

护理员服装整洁，洗净双手。

3. 老年人准备

协助老年人取坐位或半卧位，洗净双手。

4. 物品准备

水杯或小水壶盛装 1/2~2/3 满的温开水，准备吸管、汤匙及小毛巾。

【操作步骤】

步骤 1　沟通

提醒老年人饮水并询问有无特殊要求。

步骤 2　协助饮水

（1）鼓励能够自己饮水的老年人手持水杯或借助吸管吸水，叮嘱老年人饮水时身体坐直或稍前倾，小口饮用，以免呛咳。出现呛咳时，应稍休息再饮用。

（2）护理员给不能自理的老年人喂水时可借助吸管吸水。使用汤匙喂水时，水盛装汤匙的 1/2~2/3 为宜，见老年人下咽后再喂下一口。吸管吸水如图 2—5 所示。

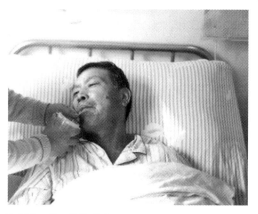

● 图2—5　吸管吸水

步骤3　整理用物

将水杯或水壶放回原处。护理员用小毛巾擦干老年人口角水痕。整理床单，叮嘱老年人保持饮水体位 30 分钟后再躺下休息。必要时，根据老年人病情需要，记录饮水次数和饮水量。

四、老年人进食、饮水种类和量的观察与记录

【操作准备】

护理员服装整洁，携带记录单、笔。

【操作步骤】

步骤1　沟通

询问了解老年人以往进食和饮水的习惯、种类及量，本次进食、饮水的情况。对于听力有障碍的老年人，护理员可采用提示性语言或写字进行交流。

步骤2　观察进食、饮水情况

（1）老年人进食、饮水体位，需要辅助程度。

（2）老年人进食和饮水的种类、进食速度、进食量以及近期有无明显饮食量、饮食习惯改变等。

（3）进食、饮水过程中有无吞咽困难、噎食、误吸、呛咳、呕吐等现象。

步骤3　记录

记录所观察内容，并标明日期、时间，签全名。每月小结，从中发现问题及时告知医护人员或家属。

学习单元 3　照料带鼻饲管老年人的进食

了解鼻饲的定义和常用鼻饲饮食的种类、成分及特点
掌握确定鼻饲管在胃内的方法
能够照料带鼻饲管的老年人进食

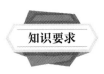

一、鼻饲的概述

1. 定义

鼻饲是指鼻饲饮食经过导管或硅胶管由鼻孔进入胃内，或经食管、胃、空肠造瘘管口进入消化道内，分次灌入或持续滴入的进食方式。

2. 目的

鼻饲的主要目的是为不能经口进食的老年人从胃管注入流质食物，保证老年人摄入足够的营养、水分和药物，以维持生命。

3. 适用对象

根据老年人身体状况以及老年疾病的特点，可为以下状况的老年人提供鼻饲照料：

（1）意识障碍、失智不能经口进食的老年人。

（2）因脑血管意外导致经口进食有困难的老年人、进食后出现严重呛咳的老年人。

（3）其他原因引起进食困难，导致严重营养不良，水、电解质紊乱，酸碱平衡失调的老年人。

4. 鼻饲饮食的种类、成分及特点

根据老年人的消化能力、身体需要，鼻饲饮食种类可分为混合奶、匀浆混合奶和要素饮食三类。

（1）混合奶。混合奶（见图 2—6）是用于鼻饲的流质食物，适用于身体

虚弱、消化功能差的鼻饲老年人。其成分有：牛奶、豆浆、鸡蛋、藕粉、米粉、豆粉、浓肉汤、鸡汤、奶粉、麦乳精、新鲜果汁、菜汁（如青菜汁、西红柿汁）等。

主要特点为：营养丰富，易消化、吸收。

（2）匀浆混合奶。匀浆混合奶适用于消化功能好的鼻饲老年人，如图 2—7 所示。匀浆混合奶是将混合食物（类似正常膳食内容）用电动搅拌机进行搅拌打碎成均匀的混合浆液，其主要成分有：牛奶、豆浆、豆腐、煮鸡蛋、瘦肉末、熟肝、煮蔬菜、煮水果、烂饭、稠粥、去皮馒头、植物油、白糖和盐等。

主要特点为：营养平衡，富含膳食纤维，口感好，易消化，配置方便。

（3）要素饮食。要素饮食（见图 2—8）是一种简练精制食物，含有人体所需的易于消化吸收的营养成分，适用于患有非感染性严重腹泻、消化吸收不良、慢性消耗性疾病的老年人。其主要成分包含游离氨基酸、单糖、主要脂肪酸、维生素、无机盐类和微量元素等。

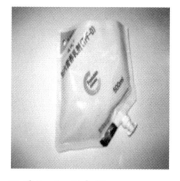
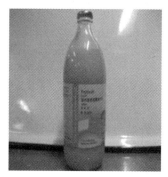
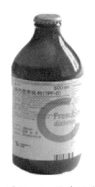

● 图 2—6　混合奶　　　● 图 2—7　匀浆混合奶　　　● 图 2—8　要素饮食

主要特点为：无须经过消化过程即可直接被肠道吸收和利用，为人体提供热能及营养。

二、鼻饲用物

1. 鼻饲管

鼻饲管（见图 2—9）是通过鼻腔插入到胃内，为不能经口摄取食物的老年人补充营养用的鼻饲用具。鼻饲管由聚氯乙烯材料或医用硅胶制成，由导管和带帽接头组成，成人鼻饲管长度分别为 100 cm、120 cm，鼻饲管上标有刻度，鼻饲管插入的长度一般为鼻尖—耳垂—剑突的距离，为45~55 cm。

2. 灌注器

灌注器（见图2—10）是用来将鼻饲饮食推注到鼻饲管内的工具。进行鼻饲时，应将灌注器的前端乳头插入鼻饲管的末端，使其连接紧密。

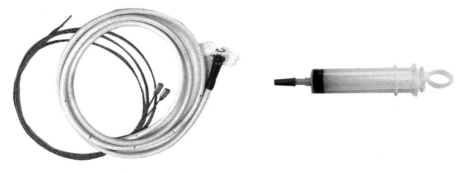

● 图2—9　鼻饲管　　　　　　　　　　　● 图2—10　灌注器

三、判断鼻饲管在胃内的方法

带鼻饲管老年人进食前，为确保老年人进食安全，护理员首先要判定鼻饲管是否在胃内，其方法有三种，可任选其中一种进行判断。

1. 用注射器连接鼻饲管末端，进行抽吸，有胃液或胃内容物被抽出。此方法为最常见的判断方法。

2. 用注射器连接鼻饲管末端，从鼻饲管注入10~20 mL空气，同时在胃内用听诊器听气过水声。

3. 将鼻饲管末端放入盛水杯内，应无气泡逸出。如有大量气泡逸出，表明误入气管。

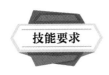
技能要求

照料带鼻饲管老年人进食

【操作准备】

1. 环境准备

室内环境清洁。

2. 护理员准备

护理员服装整洁，洗净双手。

3. 物品准备

检查灌注器的完好情况，并准备毛巾、盛装 100 mL 温水的水杯和记录单。护理员根据饮食单准备鼻饲饮食，核对床号、姓名、鼻饲饮食种类及量。

【操作步骤】

步骤 1　沟通

（1）护理员带着准备好的鼻饲饮食用物到老年人房间。

（2）对于能够有效沟通的老年人，护理员应询问老年人床号、姓名，并向老年人讲解即将进食鼻饲的饮食种类和量，以取得老年人的配合；对于不能进行有效沟通的老年人，护理员应核对老年人的房间号、床号、床头卡姓名、鼻饲饮食种类和量。

步骤 2　摆放体位

根据老年人身体情况，协助其摆放舒适的体位。

（1）对于上半身功能较好的老年人，护理员应协助老年人采用坐位或半坐位；对于平卧的老年人，护理员应将床头摇高或使用软垫垫起，使之与床水平线呈 30°。

（2）在老年人的颌下垫毛巾或治疗巾。

步骤 3　检查鼻饲管

为确保老年人鼻饲饮食安全，每次鼻饲饮食前必须进行以下检查：

（1）检查鼻饲管。护理员首先应检查鼻饲管固定是否完好，插入的长度是否与鼻饲管标记的长度一致，如发现有管路滑脱，应立即通知医护人员处理。

（2）检查鼻饲管是否在胃内。护理员打开胃管末端盖帽，将灌注器的乳头与胃管末端连接并进行抽吸，有胃液或胃内容物被抽出，表明鼻饲管在胃内。推回胃液或胃内容物，盖好鼻饲管末端盖帽。

步骤 4　进行鼻饲

（1）测试鼻饲饮食的温度（适宜温度为 38～40℃），护理员应将鼻饲饮食少量滴在自己的掌侧腕部，以感觉温热、不烫手为宜。

（2）护理员用灌注器从水杯中抽取 20 mL 温开水，连接鼻饲管向老年人胃内缓慢灌注，再盖好鼻饲管末端盖帽，以确定鼻饲管畅通，并同时可以使鼻饲管管腔润滑、刺激胃液分泌。

（3）护理员抽吸鼻饲饮食（每次 50 mL），在水杯中轻沾灌注器乳头部分，涮下外壁鼻饲饮食残渣，打开鼻饲管盖帽并连接，缓慢推注，如图 2—11 所示，速度为 10~13 mL/分钟。灌注后立即盖好鼻饲管盖帽，再次抽吸鼻饲饮食，同法至鼻饲饮食全部推注完毕。

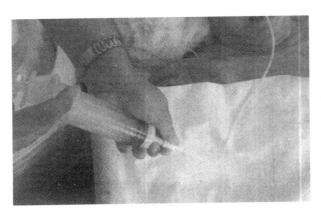

● 图 2—11　进行鼻饲

（4）每次鼻饲量不应超过 200 mL，推注时间以 15~20 分钟为宜，两次鼻饲间隔不少于 2 小时。

（5）鼻饲饮食灌注完毕，护理员用灌注器抽取 30~50 mL 温开水缓慢注入，冲净鼻饲管内壁食物残渣，防止食物残渣堵塞鼻饲管，冲净后盖好鼻饲管盖帽。

（6）叮嘱并协助老年人进食后保持体位 30 分钟后再卧床休息。这样有利于食物的消化与吸收，以防喂食后食物反流引发误吸。

步骤 5　整理用物并记录

（1）撤下毛巾，整理床单位。

（2）清洗用物。将灌注器在流动水下清洗干净，用开水浸泡消毒后放入碗内，上面覆盖纱布备用。灌注器更换频率为 1 次/天，预防消化道疾病发生。

（3）准确记录鼻饲时间和鼻饲量。重点观察老年人鼻饲后有无腹胀、腹泻等不适症状，并准确记录。

【注意事项】

1. 对长期鼻饲的老年人，每日晨、晚间应做口腔护理，保持口腔清洁。

2. 对需要吸痰的老年人，应在鼻饲前 30 分钟给予吸痰；鼻饲前、后 30 分钟内禁止吸痰，避免引起老年人胃液或食物反流及误吸。

3. 鼻饲老年人遵医嘱需要服用口服药物时，为防止鼻饲管堵塞，如为片剂应研碎、溶解后再灌注。

4. 随时观察老年人鼻饲管固定处皮肤的情况，发现异常时应及时通知医护人员处理。

5. 老年人鼻饲过程中，若出现恶心、呕吐等情况，应立即停止鼻饲，并立即通知医护人员。

6. 在鼻饲喂食前，护理员抽吸老年人胃液，若发现胃液呈深棕色或感觉异常，应立即通知医护人员。

学习单元 4　识别老年人进食、饮水困难的基本原因

了解老年人进食、饮水困难的表现
掌握老年人进食、饮水困难的原因
掌握识别老年人进食、饮水困难原因的方法

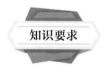

一、老年人进食、饮水困难概述

进食、饮水可以给老年人提供机体所需要的营养成分和水分。老年人由于身体衰老或疾病的原因容易出现进食、饮水困难，无法正常摄取足够的营养和水分，进而影响老年人的健康。护理员准确识别老年人进食、饮水困难的原因，能够及时发现影响老年人健康的因素，从而采取相应措施，保证老年人健康。

1. 老年人进食、饮水困难的表现

（1）进食困难

1）咀嚼困难。食物进入口腔后首先是要咀嚼，老年人由于某些原因无法咀嚼，只能将食物含在嘴里；或是咀嚼费力，无法将食物顺利咀嚼成食团，出现咀嚼障碍，影响老年人正常进食。此时，老年人喜欢咀嚼蛋糕、面包、面条等较软的食物，或喜欢将食物泡在稀饭里泡软后食用。

2）吞咽障碍。食物进入口腔经咀嚼与唾液混合形成食团后，由舌运动将食物通过口腔运送至咽部，到咽部经吞咽动作进入食道、运送至胃内。吞咽困难是指食物从口腔至胃的运送过程中受阻而产生咽部、胸骨后或食管部位的梗阻停滞感觉。老年人常主诉"粘住""停住""挡住""下不去"等症状，或出现强烈咳嗽、突然喷出食物的呛咳症状。

（2）饮水困难。水无须咀嚼，但吞咽水的难度较吞咽食物的难度大，饮水困难是指无法正常、顺利地将水从口腔运送到胃内，在吞咽水的过程中发生呛咳的现象。

2. 老年人进食、饮水困难的原因

（1）精神、心理因素。老年人精神差、情绪不佳、食物不合胃口，均会影响老年人正常进食，此时咀嚼、吞咽功能均无异常，且未出现呛咳，仅仅表现为老年人不愿意进食。

（2）体位因素。有利于老年人进食、饮水的体位是端坐位、半坐位，其次是侧卧位，容易引起进食、饮水困难的体位是仰卧位。老年人出现呛咳或主诉吞咽异物感，但当体位变换后症状消失、无不良主诉，即表示进食、饮水困难与体位有关。

（3）生理因素。老年人由于牙齿松动或缺失导致咀嚼困难，无法咀嚼较硬的食物，无法顺利将食物变成食团，造成进食困难。

（4）疾病因素

1）抑郁症或痴呆症。患有抑郁症时，老年人情绪低落或烦躁，不愿进食、进水；患有痴呆症时，有些老年人仅仅将食物、水含在嘴里，不咀嚼、不吞咽，且与人无法正常沟通。

2）口咽部疾病。口咽部损伤会使老年人咀嚼、吞咽困难。在咀嚼和吞咽过程中，老年人主诉有疼痛感，例如口腔炎、咽肿瘤、咽后壁脓肿等。

3）食管疾病。食管炎、食管良性肿瘤、食管癌、食管肌功能失调、甲状腺极度肿大等可使老年人主诉食管部位有异物感，食物、水无法顺利通过食管到达胃内，或过程延长。其中食管癌是重要病因。

4）神经、肌肉疾病。患有脑血管疾病的老年人会出现面瘫、舌无力，可导致咀嚼困难、食物无法顺利经口腔运送到咽部，有流涎、言语不清的症状。延髓麻痹、重症肌无力、多发性肌炎、皮肌炎、环咽肌失弛缓症等会造成老年人吞咽困难、饮水呛咳。

5）全身性疾病。狂犬病、破伤风、肉毒中毒、缺铁性吞咽困难等，也可引起老年人吞咽困难。

二、识别老年人进食、饮水困难原因的方法

了解老年人进食、饮水困难的表现后，可通过恰当的方法识别老年人生活中进食、饮水困难的原因，以下介绍常用的识别方法。

1. 观察老年人进食、饮水的表现

识别老年人进食、饮水困难的原因，首先要观察老年人的异常表现，老年人是仅为不愿意进食、饮水，还是将食物、水含在嘴里；是否伴有无法与老年人正常沟通的现象；出现呛咳或吞咽困难，经变换体位后有无消除；是仅咀嚼困难还是吞咽困难；咀嚼或吞咽何种食物困难、呛咳，饮水是否呛咳。

2. 询问老年人进食、饮水的情况

询问老年人"不喜欢这种食物吗？""有什么不开心的事情吗？""吃东西呛，还是喝水呛？还是吃东西和喝水都呛？""吃油条、馒头呛？还是吃蛋糕、面包也费力？""什么体位时呛？坐起来喝水后还呛吗？""吃东西时有什么不舒服感吗？疼吗？"通过询问老年人，以获得老年人的主诉，了解老年人的进食、饮水情况。

3. 判断原因

依据老年人的表现和主诉（见表 2—2），判断老年人进食、饮水困难的表现和原因。

表2—2　老年人进食、饮水困难的表现和原因

老年人表现	老年人主诉	基本原因
不愿进食、饮水，精神、情绪不佳	烦闷、不开心、没心情	精神、心理原因，抑郁症
不愿进食、饮水，无精神，情绪不佳	不爱吃、喝	食物不合胃口
仰卧位吞咽困难、呛咳，变为侧卧位、端坐位或半坐位后症状消失	无不良主诉	与体位有关
仅将食物和水含在嘴里，但伴有无法与护理员沟通	无主诉，无法正常回答问题	痴呆症
仅有咀嚼困难	咀嚼馒头、油条费力，咀嚼面包、蛋糕好些	牙齿松动或稀疏
咀嚼、吞咽困难	咀嚼东西时口腔里痛，或吞咽时咽部疼痛	口腔部疾病
咀嚼顺利，有吞咽困难，吞咽时有停顿，不顺畅	吞咽食物过程中某部位有异物感；有东西粘住，咽的东西停住了；有东西挡住了，咽的东西下不去	食管疾病
吞咽困难，或饮水呛咳，伴有流涎	言语不清或未诉其他不适，进食时吞咽困难或仅为饮水呛咳等	神经、肌肉疾病，全身性疾病

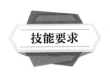

技能要求

识别老年人进食、饮水困难的原因

案例：李伯伯，70岁，活动自如，半年来逐渐消瘦，每次吃饭前很开心，一吃饭就特别的慢，每顿饭的饭量越来越少，且总唉声叹气。

【操作准备】

1. 环境准备

环境整洁，无异味。

2. 护理员准备

护理员服装整洁，收集资料，了解李伯伯的基本情况。

3. 物品准备

准备笔、记录单。

4. 安置老年人

协助老年人取舒适体位。

【操作步骤】

步骤1 观察表现

观察发现李伯伯进食、饮水时速度慢，无呛咳，吞咽有停顿。

步骤2 询问主诉

护理员："李伯伯，我发现您最近饭量越来越少了，是食物不合胃口还是有哪里不舒服呀？"

李伯伯："不是，是吃东西感觉越来越费力了。"

护理员："是嚼东西费力吗？"

李伯伯："不是，嚼东西没有问题，就是咽东西时费劲，总觉得咽下的东西到胸口这儿就被堵着了似的，总感觉不顺畅。"

护理员："是吃所有的东西都这样吗？"

李伯伯："不是，吃硬的东西不行，馒头呀、鸡蛋呀、油条呀都不行，喝水还好，喝粥也可以，就是喝下去后跟粘住了似的，有点下不去。"

护理员："喝水呛吗？"

李伯伯："不呛，现在也只有喝水最顺畅了，稍稍在胸口这儿有点挡了一下的感觉。"

护理员："咽东西觉得疼吗？"

李伯伯："不疼，就是觉得有东西堵在胸口特别不顺畅。"

步骤3 判断原因

根据李伯伯的表现，无咀嚼困难及饮水呛咳，有吞咽困难，吞咽不顺畅，主诉咽东西时胸部有异物感，可判断李伯伯有食道疾病的可能性。

步骤4 记录并报告

（1）记录下李伯伯的表现及主诉。

（2）报告家属和医护人员。

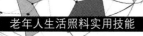
（3）及时就医，以做进一步检查、确诊。

学习单元 5　为老年人不良饮食习惯进行健康指导

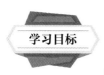
学习目标

了解影响老年人饮食的因素

掌握老年人不良饮食习惯的表现

能够识别老年人不良饮食习惯

能够对老年人不良饮食习惯进行健康指导并提出改善建议

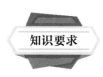
知识要求

一、老年人饮食习惯概述

饮食习惯是指老年人对饮食、饮品以及食物的偏好，不良的饮食习惯会影响老年人对营养、水分的正常吸收，甚至导致老年人产生某些疾病。

1. 老年人常见不良饮食习惯

（1）多吃少餐。多吃少餐是指老年人一日内进餐次数少，而且每顿饭的饭量多，即暴饮暴食，致使空腹时间较长，食物得不到应有的咀嚼，不但加重胃肠负担，而且食物粗糙，容易擦伤食道。老年人吃得过饱，容易引起肥胖、高血压、糖尿病及肝肾疾病等。

（2）喜吃精粮。有些老年人喜吃精粮，不喜欢吃粗米粗粮，因为精粮纤维素少，好咀嚼，好吞咽，而粗粮纤维素较多，不好咀嚼，不好吞咽。但精粮缺乏人体所需的一些营养素和矿物质，而这些营养素在粗粮中却含量丰富。此外粗粮中的纤维素可以改善老年人便秘，增加胆固醇的排泄，精粮纤维素太少，不易产生饱腹感，往往造成过量进食而发生肥胖，增加血管硬化、高血压的发病率。

（3）偏食挑食，饮食单一。老年人较固执，常因自己的喜好等原因出现偏食、挑食，习惯性地吃单一食物，这样容易造成营养素吸收不全或营养素缺乏。

（4）过食肥甘。老年人由于味觉、嗅觉功能降低，喜欢吃口味重的食物，而高盐、高脂肪饮食会增加脑血管疾病的发病率。糖的摄入量过量，会导致肥胖，诱发高血压和糖尿病，会使血液呈酸性，严重阻碍脑神经细胞的功能，使人出现思维能力下降、记忆力减退、精神疲惫等症状。糖的高摄入还会破坏人体内钙的新陈代谢，导致骨质疏松。

（5）嗜烟、嗜酒。有些老年人嗜烟、嗜酒。吸烟、长期过度饮酒会引起心血管疾病，且吸烟会造成肺部疾病。

（6）喜吃泡饭。有些老年人经常吃水泡饭、汤泡饭，认为既简单又助于消化，殊不知这样饮食不仅不利于食物消化，反而影响正常的消化程序和规律。因为吃泡饭往往使食物还没来得及咀嚼形成食团就滑到胃里了，从而不利于食物的消化，且泡饭中的气和水还可冲淡胃液，影响正常消化吸收。

（7）饭后立即吃水果。有些老年人喜欢饭后立即吃水果，认为有助于消化。水果中含有大量单糖类物质，很容易被小肠吸收，但若被饭菜阻塞在胃中，就会因腐败而产生胀气，导致胃部不适。

2. 影响老年人饮食的因素

（1）生理因素。老年人由于机体功能下降，新陈代谢逐渐减慢，运动减少，肢体活动能力下降，身体各器官功能逐渐衰弱，牙齿开始脱落，咀嚼能力有限，味觉、嗅觉能力降低，胃肠蠕动减慢，消化及吸收能力也慢慢减退，影响老年人的食欲，从而影响老年人的饮食状态。

（2）心理因素。一般情况下，愉快、健康的心理状态会促进食欲，不良情绪状态如悲伤、焦虑、愤怒、恐惧和抑郁会导致食欲下降或无食欲。老年人常因社会关系的转变而易抑郁、焦虑、烦闷、情绪不稳，从而影响食欲。

（3）病理因素。某些疾病会影响老年人的食欲或饮食状态，并且疾病本身的疼痛及所带来的不良情绪也会影响食欲。疾病和外伤也会影响食物的摄入和营养的吸收，某些药物也可能抑制或促进食欲，影响食物的摄入和营养的吸收。

（4）社会文化因素。老年人经济状况的好坏会影响对食物的购买力，经济状况好，能满足对饮食的需求，但也有可能出现营养过剩；若经济状况差，除了影响饮食的质量，还可能出现营养不良。

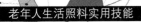

老年人常常因为子女不在身边、自己生活不规律，或饮食无人监督、指导及协助，减少饮食餐数，从而影响饮食状态。

二、老年人不良饮食习惯的改善建议

护理员应根据老年人不良饮食习惯的具体表现，告知其危害与不妥的原因，并为其提出相应的改善方法，见表2—3。

表2—3　老年人常见不良饮食习惯的改善建议

老年人不良饮食习惯	易造成的影响	健康指导或饮食改良建议
多吃少餐	增加胃肠负担，易肥胖	为了减轻老年人胃肠负担，缩短空腹时间，要告知老年人少食多餐
喜吃精粮	易造成肥胖、便秘，增加血管硬化的发病风险	丰富老年人食谱，增加粗粮的摄入
偏食挑食，饮食单一	造成营养不均衡，缺乏某些营养素而患病	为了能均衡吸收营养，保持老年人身体健康，各种食物都要摄入一些。因此，应丰富老年人的食谱。每天主副食品种应保持10种左右
过食肥甘	增加心血管疾病发病风险，加重糖尿病病情	控制脂肪、糖、盐的摄入。脂肪日摄入量应占饮食总量的15%，糖日摄入量应占饮食总量的10%，食盐每日摄入量的上限为6 g
嗜烟、嗜酒	增加肺部疾病、心血管疾病风险	对老年人进行健康宣教，建议老年人控烟、控酒，并协助老年人寻找新兴趣，转移老年人注意力，适当增加老年人活动
喜吃泡饭	易造成消化不良	指导老年人少食用泡饭，正常饮食
饭后马上食用水果	易造成腹胀、胃部不适	规范食用水果时间，告知老年人在饭前1小时或饭后2小时食用水果

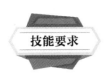
技能要求

进行老年人不良饮食习惯的健康指导

案例：张阿姨，72岁，独居，子女都在外地，患有胆囊疾病，但爱吃红烧肉，几乎每星期都要吃一次红烧肉，但每次吃完都因为肚子疼而不得不去医院打止疼针。尽管如此，张阿姨还是坚持每星期吃一次红烧肉。

【操作准备】

1. 环境准备

谈话环境整洁，无异味，通风良好，光线充足。

2. 护理员准备

护理员服装整洁，收集资料，了解张阿姨的基本情况。

3. 物品准备

准备笔、记录单。

【操作步骤】

步骤 1　评估

护理员走进房间，与张阿姨面对面坐下来沟通，了解不良饮食习惯的状况。

护理员："张阿姨，您好，听说您爱吃红烧肉呀？"

张阿姨："可爱吃了，红烧肉多香呀。是吧？"

护理员："红烧肉是特别的香，那您经常吃吗？"

张阿姨："不经常吃，偶尔吃一次，也就一个星期会弄一次。就是吃完肚子疼。"

护理员："是吗？吃完后就会肚子疼，那就别吃了呀。"

张阿姨："那怎么能行，我也没其他的喜好，就好这个，不吃心里难受。"

护理员："那吃了肚子再疼怎么办呢？"

张阿姨："哎，没事，老毛病了，胆囊不好，打了针就好了，忍忍就行，不让吃才难受。"

步骤 2　分析判断

护理员运用知识分析判断老年人不良饮食习惯的原因及会带来哪些不良后果，对老年人不良饮食习惯进行健康指导。

护理员："张阿姨啊，那红烧肉是高脂肪、高能量、高胆固醇食物，您都72 岁高龄了，血管都已经开始硬化了，这类食物吃多了，对健康不好。"

张阿姨："是吗？我每次也就肚子会疼一下呀？"

护理员："对呀，您老人家胆囊不好，一吃肉就肚子疼，还得去排队、挂号、拿药、打针，这几个小时还得忍受疼痛，还得来回奔波，多麻烦呀，是不是？"

张阿姨："也是啊，每次肚子疼去打针都是煎熬啊。"

护理员："对吧？所以经常吃红烧肉对您的健康不利，还让您再次受累、受苦。"

步骤3　提出建议

对老年人不良饮食习惯提出改善建议。

张阿姨："其实我也不想受疼受累的，就是爱吃，一不吃就浑身难受，我宁可忍着疼，也想吃啊。"

护理员："张阿姨，您可以这样。现在是一星期一次，那咱就稍改改，稍坚持坚持，10天吃一次，到后面可以15天吃一次，并且每次的量可以逐渐地减少一些，这样能减少吃红烧肉的次数和数量，减少您疼痛的次数和程度，还能吃到，解解馋，行不行？"

张阿姨："好啊，只要还能吃到，那没问题啊。"

步骤4　记录并报告

记录老年人不良饮食习惯、原因、改善建议及老年人是否接受建议，并报告家属或医护人员。

学习单元6　老年人治疗饮食的发放与落实

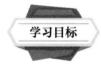

了解不同病症适宜的治疗饮食
掌握检查治疗饮食落实情况的方法
能够检查老年人治疗饮食的落实情况

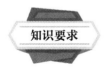

为保证老年人能够食用正确的治疗饮食，护理员需要检查老年人治疗饮食的落实情况，检查内容如下：

1. 检查老年人是否按时食用治疗饮食

询问老年人是何时食用的治疗饮食，与医嘱规定的食用时间是否一致。

2. 检查老年人是否按要求食用治疗饮食

询问老年人食用治疗饮食都包含了哪些食物，是否与规定的食物内容一致，即检查老年人食用治疗饮食的依从性。完全执行即完全依从，自行增加或减量、更改频次即部分依从，坚决不执行医生医嘱者为完全不依从。

3. 检查老年人食用治疗饮食后的效果

询问老年人食用治疗饮食后有无不适、病情症状是否有所缓解等。

4. 记录检查的结果

将询问、检查的结果记录下来（见表 2—4），包括老年人的病症、老年人现执行的治疗饮食、规定的食用时间、治疗饮食食物的名称、老年人执行的依从性及老年人擅自更改饮食的内容（时间、食物等），报告家属或医护人员。

表 2—4　老年人治疗饮食落实情况

病症名称	治疗饮食	食用时间	食物名称	依从性	更改内容

一、糖尿病老年人治疗饮食的发放

【操作准备】

1. 环境准备

环境整洁，无异味，温、湿度适宜。

2. 护理员准备

护理员服装整洁，洗净双手，戴口罩、帽子。

3. 物品准备

准备糖尿病食物、饮食单、发饭单、笔。

【操作步骤】

步骤 1　转抄核对

接到老年人治疗饮食单，转抄饮食单内容至发饭单上，并认真核对无误，饮食单内容包括科区、房间及床号、姓名、饮食种类及量。将饮食单递交到营养膳食科准备食物。

步骤2　领取食物

按照发饭时间，从膳食科领取老年人糖尿病治疗饮食，并认真核对科区、姓名、饮食种类及量。

步骤3　核对发放饮食

护理员推餐车到老年人房间门前，报床号、姓名，并再次核对。将发放的食物报给老年人听，得到肯定答应后，拿取餐车中盛装的食物，摆放在老年人餐桌上。

步骤4　记录

在发放饮食单上打钩记录。

二、检查老年人治疗饮食的落实情况

【操作准备】

1. 环境准备

环境整洁，无异味，光线充足、柔和。

2. 护理员准备

护理员服装整洁，收集资料，了解老年人的基本情况。

3. 物品准备

准备笔、记录单。

【操作步骤】

步骤1　沟通交流

护理员走进房间，与老年人面对面进行交流沟通，了解其身体和心理状况。

步骤2　询问饮食情况

询问老年人是否按时、按要求食用发放的治疗饮食。

步骤3　分析判断

分析老年人食用治疗饮食的时间和内容，与医嘱规定有何差异。

步骤4　询问效果

询问老年人，分析老年人主诉，检查老年人食用治疗饮食后的效果。

步骤5　记录并报告

记录下老年人治疗饮食的食用时间、内容，以及老年人的身体状况，并报告家属和医护人员。

【注意事项】

1. 语言亲切，态度和蔼，使用开放式的询问方式。

2. 建议老年人严格执行治疗饮食规范。

3. 做好相关记录并及时报告。

思考题

1. 请简述老年人的生理特点和营养需求特点。

2. 请简述老年人进食的观察要点。

3. 请简述老年人治疗饮食的目的、种类及适用类型。

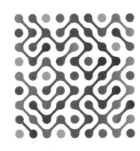

第 3 章

老年人排泄照料

　　老年人随着年龄的增长，机体的消化、内分泌、泌尿系统等发生着一系列退行性改变。便秘、大小便失禁、尿潴留、尿失禁等问题是影响老年人健康的常见问题。因此护理员应掌握与排泄有关的护理知识和技术，帮助和指导老年人维持正常的排泄功能，满足其排泄的需要，从而使其获得最佳的舒适状态。

学习单元 1　排泄物的观察

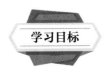

　　了解排泄的定义
　　了解老年人的胃肠活动及排泄功能
　　掌握正常尿液及粪便的观察
　　能识别引起尿液及粪便异常的因素

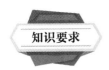

一、排泄的定义

　　排泄是机体在新陈代谢过程中所形成的代谢产物、多余的水分以及进入机体的各种异物包括药物等，通过排泄器官向体外排出的生理过程。

二、老年人胃肠活动及排泄功能

　　胃具有储存食物使之形成食糜的作用。食物进入胃内 5 分钟后，胃开始蠕动，蠕动波从贲门开始向幽门方向进行，每分钟约 3 次。胃的蠕动一方面可使食物与胃液充分混合，有利于消化；另一方面可以搅拌和粉碎食物，并不断将食糜推向十二指肠。在消化过程中，排空的速度与食物成分和形成有关。一般而言，流食比固体食物排空快，颗粒小的食物比大块食物排空快，糖类排空最快，蛋白质其次，脂类食物最慢。混合食物由胃完全排空一般需要 4~6 小时。

排泄途径有皮肤、呼吸道、消化道及泌尿道，而消化道和泌尿道是最主要的排泄途径，即排便和排尿。排便是反射动作，当粪便充满直肠刺激肠壁感受器，冲动会传入初级排便中枢，同时上传至大脑皮层而产生便意。如环境许可，大脑皮层即发出冲动使排便中枢兴奋增强，产生排便反射，使乙状结肠和直肠收缩，肛门括约肌舒张，同时还要有意识地先深吸气，声门关闭，增加胸腔压力，膈肌下降、腹肌收缩，增加腹内压力，促进粪便排出体外。排尿是尿液在肾脏生成后经输尿管而暂存于膀胱中，储存到一定量后，一次性通过尿道排出体外的过程。排尿是中枢神经系统控制的复杂反射活动。

三、粪便的观察

粪便俗称大便，当食物经口进入胃和小肠消化吸收后，残渣储存于大肠内，经细菌发酵和腐败作用后形成粪便，粪便的性质与性状可以反映消化系统的功能状况。

1. 正常粪便的观察

（1）量与次数。一般成人每日排便 1~2 次，平均每次的量为 100~300 g。排便量的多少根据食物摄入量及种类、液体摄入量、排便次数和消化器官的功能状况而不同。进食细粮及肉食为主者，粪便细腻而量少；以进食粗粮为主，尤其是食大量蔬菜者，粪便量大。肠、胃、胰腺有炎症或功能紊乱，因为分泌、消化、吸收不良，会导致粪便量增多。

（2）性状与颜色。正常粪便柔软成形，呈黄褐色。粪便的颜色与摄入食物的种类有关，如摄入含叶绿素丰富的食物时，粪便可能呈绿色；摄入一定量的血制品、肝类食物或含铁质的药物，粪便呈酱色；某些药物摄入后，大便会呈黑色。

（3）气味和混合物。粪便的气味是由于蛋白质食物被细菌分解发酵而产生的，与食物种类有关。粪便中含有少量黏液，有时可伴有未消化的食物残渣。

2. 异常粪便的观察

（1）次数。成人排便超过每日3次，或每周少于3次，应视为排便异常，如腹泻、便秘。

（2）性状。粪便呈糊状或水样，见于消化不良或急性肠炎时；粪便干结、坚硬，呈栗子样，见于便秘；粪便呈扁条形或带状，见于直肠、肛门狭窄或肠道部分梗阻。

（3）颜色。当上消化道出血时，粪便呈漆黑光亮的柏油样；下消化道出血时，粪便呈暗红色；胆道完全阻塞时，粪便呈陶土色；阿米巴痢疾或肠套叠时，粪便可呈果酱样；粪便表面有鲜血或排便后有鲜血滴出，多见于肛裂或痔疮出血的病人。

（4）气味。消化不良的病人，粪便呈酸臭味；上消化道出血的柏油样便呈腥臭味；直肠溃疡或肠癌者，粪便呈腐臭味。

（5）混合物。粪便中混有大量的黏液常见于肠道炎症；伴有脓血者常见于痢疾和直肠癌等；肠道寄生虫感染时，粪便内可见蛔虫、绦虫等。

3. 影响排便的因素

（1）年龄。老年人由于腹壁肌张力降低，肠蠕动减弱，易发生便秘。

（2）饮食。食物是影响排便的主要因素，如果饮食不均衡、摄入量过少、食物中缺少纤维素或摄入液体量不足等，均会引起排便困难或便秘。

（3）活动。适当活动可刺激肠蠕动，有助于维持正常的排便功能。如老年人长期卧床，缺乏活动，可导致排便困难或便秘。

（4）个人排泄习惯。每日定时排便，能形成规律的排便习惯。排便姿势、环境的改变会影响正常排便。

（5）心理因素。精神抑郁时可导致便秘，而情绪紧张、焦虑可导致迷走神经兴奋，肠蠕动增加而引起吸收不良、腹泻。

（6）疾病因素。脊髓损伤、脑卒中等可导致排便失禁；腹部和会阴部的伤口疼痛可抑制便意；肠道感染时肠蠕动增加可导致腹泻。

四、尿液的观察

尿液由肾脏生成，经输尿管、膀胱排出含有大量代谢产物的液体，同时调节水、电解质及酸碱平衡，以维持人体内环境的相对稳定。

1. 正常尿液的观察

（1）次数和尿量。成人一般白天排尿 3~5 次，夜间 0~1 次；每次尿量约 200~400 mL，每 24 小时排出尿量约 1 000~2 000 mL。

（2）颜色和透明度。正常新鲜尿液呈淡黄色、澄清、透明，放置后可出现微量絮状沉淀物。

（3）比重。成人正常情况下，尿比重为 1.015~1.025。

（4）酸碱度。正常人尿液呈弱酸性，pH 值为 4.5~7.5，平均值为 6。

（5）气味。新鲜尿液有特殊气味，来源于尿内的挥发性酸；当尿液静置一段时间后，会因尿素分解产生氨，而有氨臭味。

2. 异常尿液的观察

（1）尿量与次数

1）多尿。24 小时尿量多于 2 500 mL 称为多尿，常见于糖尿病、尿崩症等病人。

2）少尿。24 小时尿量少于 400 mL 或者每小时尿量少于 17 mL 称为少尿，常见于心、肾疾病和休克病人。

3）无尿和尿闭。24 小时尿量少于 100 mL 或 12 小时内无尿者为无尿或尿闭，常见于严重休克和急性肾功能衰竭的病人。

4）夜尿增多。夜尿增多指夜尿量超过白天尿量或者夜尿持续超过 750 mL，多见于女性，有明显的排尿不适、尿频、尿急，多次尿常规化验及尿细菌培养正常，并常伴有焦虑、失眠、多梦等。

（2）颜色

1）血尿。血尿是指尿液内含有一定量的红细胞。尿液呈现淡红色、洗肉水色、鲜红色等程度不同的红色，见于泌尿系统炎症、肿瘤、创伤等。

2）血红蛋白尿。血红蛋白尿呈浓茶色或酱油色，常见于溶血性贫血、血型不符的输血反应。

3）胆红素尿。胆红素尿呈黄褐色或深黄色，常见于肝细胞性黄疸及阻塞性黄疸等病人。

4）脓尿。脓尿呈白色絮状浑浊，常见于泌尿系结核、非特异性感染等病人。

5）乳糜尿。乳糜尿因尿液中含有大量淋巴液而呈乳白色，常见于丝虫病。

（3）透明度。尿中有脓细胞、红细胞和大量上皮细胞，管型时新鲜尿液即为浑浊状，常见于泌尿系统感染等病人。

（4）比重。如尿比重经常固定于1.010左右的低水平，提示肾功能严重障碍。

（5）气味。泌尿道感染时，新鲜尿液有氨臭味；糖尿病酮症酸中毒时，尿液呈烂苹果味。

3. 影响排尿的因素

（1）年龄和性别。老年人因膀胱肌肉张力减弱，会出现尿频；老年男性会因前列腺增生压迫尿道而造成尿滴沥和排尿困难。

（2）饮食与气候。食物中含水量多和大量饮水均可增加尿量；饮用咖啡、浓茶及酒类饮料可利尿；食用含钠量多的食物可导致机体水钠潴留；气温高时，人体大量出汗，可使尿量减少。

（3）疾病。泌尿系统的结石、肿瘤或狭窄，均可导致泌尿道阻塞，出现尿潴留；泌尿系统的感染可引起尿频、尿急、尿痛；神经系统的损伤或病变会导致尿失禁。

（4）排尿习惯。排尿的时间，排尿的环境、姿势，也会影响排尿活动。

（5）心理因素。情绪紧张、焦虑、恐惧可引起尿频、尿急，有时也会抑制排尿，出现尿潴留；排尿还受暗示的影响，如听觉、视觉或身体其他感觉的刺激可诱导排尿。

学习单元2　记录并采集老年人的二便常规标本

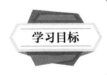

了解粪便尿液标本采集的目的及适应证
掌握采集标本的意义和原则
能够正确采集大小便标本

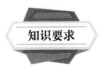

一、便、尿标本的采集目的

采集老年人的便、尿标本，通过实验室检查，可达到协助疾病诊断，制定合理治疗方案及观察病情变化的目的。

二、便、尿标本的采集适应证

1. 便标本

采集老年人的便标本常用于常规体检，检查有无消化道系统感染、出血、肠道寄生虫及肠道传染性疾病等。

2. 尿标本

采集老年人的尿标本常用于常规体检，检查有无泌尿系统感染、出血，有无内分泌、免疫系统及肾脏等器官病变。

三、采集标本的意义

标本采集的方法是否正确直接影响化验结果。因此护理员必须掌握采集标本的正确方法，同时明确各种化验的目的和临床意义，如便常规主要检查粪便的颜色、性状、有无脓血、寄生虫等；尿常规主要检查尿液的颜色、比重、蛋白、糖定性及细胞，以确保化验结果不受影响。

四、标本采集的原则

在采集各种检验标本时，应遵循以下的基本原则：

1. 严格查对

查对是保证标本采集无误的重要环节之一。采集前应认真查对医嘱，核对申请项目，病人姓名、床号、住院号等。采集完毕及送检前应再次查对。

2. 正确采集

为了保证送检标本的质量，必须掌握正确的采集方法。采集标本既要保证及时，又要保证采集量准确。凡细菌培养标本，应放入无菌容器内，采集时严格执行无菌操作技术，并应在使用抗生素前采集。若已使用抗生素，应按抗生素的半衰期计算，在血药浓度最低时，采集标本，并应在检验单上注明。特殊标本还应注明采集时间。

3. 及时送检

标本采集后应及时送检，不应放置过久，以避免标本污染或变质，从而影响检验结果。

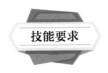

技能要求

采集老年人便标本

【操作准备】

1. 环境准备

环境整洁，温、湿度适宜。关闭门窗，必要时遮挡屏风。

2. 护理员准备

护理员服装整洁，洗净并温暖双手，必要时戴手套。

3. 物品准备

准备清洁、干燥、粘贴标签的便标本盒（见图3—1），化验单，便盆。

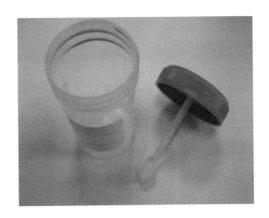

● 图3—1 便标本盒

【操作步骤】

步骤1 沟通

护理员向老年人解释采集标本的内容、目的、要求，以取得配合。

步骤 2 采集便标本

对能自理的老年人，可将标本盒交给老年人，向其讲解留取便标本的方法。即在排便后，用棉签取少量（约蚕豆大小）感觉异常（如稀水样、黏液样、柏油样等）的粪便放入标本盒，盖上盒盖；对不能自理的老年人，由护理员协助老年人使用便盆排便，留取便标本方法同上。

步骤 3 整理

（1）护理员为老年人整理床单位，倾倒便盆，刷洗、消毒、晾干备用。

（2）将便标本连同化验单一起送至化验室。

【注意事项】

1. 老年人发生腹泻时，应留取带有黏液或出血部分的粪便。如为水样便，应使用大口径玻璃容器盛装送检。

2. 如检查项目为寄生虫卵，应取粪便不同部分适量，送检。

3. 如检查项目为阿米巴原虫，在采集前先用热水将容器加温后，再叮嘱老年人排便于便盆内，便后立即送检。

采集老年人尿标本

【操作准备】

1. 环境准备

环境整洁，温、湿度适宜。关闭门窗，必要时遮挡屏风。

2. 护理员准备

护理员服装整洁，洗净并温暖双手，必要时戴口罩。

3. 物品准备

准备清洁、干燥的尿杯（容量约 30 mL）和粘贴标签的尿标本瓶（见图3—2），化验单，便盆，碘伏，棉签。

【操作步骤】

步骤 1 沟通

护理员拿到化验单后，及时告知老年人第二天晨起需要采集尿标本以及采集尿标本目的、要求，以便取得老年人的配合。

步骤 2 采集尿标本

次日晨起协助老年人留取尿标本。

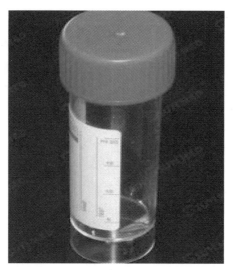

● 图 3—2　尿标本瓶

（1）对于能自理的老年人，可将尿杯及标本瓶交给老年人，要求排尿前先清洁会阴部，见尿后使用尿杯接取尿液约 30 mL 后放置一旁，排尿完毕整理衣裤，将尿杯中的尿液倒进标本瓶中，交与护理员。

（2）对于不能自理的老年人，可由护理员使用棉签蘸取碘伏为老年人消毒尿道口。

1）老年女性臀下垫便盆，见尿液流出，迅速使用尿杯接取尿液。将尿杯中的尿液倒进标本瓶中放置妥当，排尿后协助撤下便盆，整理床单位。

2）老年男性使用尿壶接取尿液，尿道口与尿壶之间保持约 3~5 cm 的距离，见尿液流出，使用尿杯接取尿液约 30 mL 后放置一旁。老年人排尿完毕后，协助整理衣裤，再将尿杯中的尿液倒进标本瓶中。

（3）对于留置尿管的老年人，应反折导尿管，关闭尿袋上的放尿开关，分离导尿管与尿袋的衔接处，使用碘伏消毒导尿管末端，将便盆放于床上，打开导尿管放出部分尿液至便盆内；再次反折导尿管，将尿标本瓶或尿杯放置在导尿管末端接取尿液至足够量后反折导尿管；将标本放置妥当；用碘伏消毒导尿管末端及尿袋衔接端，再将尿袋衔接端插入导尿管内；打开尿袋上开关检查导尿管路是否通畅。

步骤 3　整理

（1）护理员为老年人整理床单位，倾倒便盆，刷洗、消毒、晾干备用。

（2）将尿标本连同化验单一起送至化验室。

【注意事项】

1. 采集标本的容器应清洁干燥，一次性使用。

2. 不可将粪便或其他物质混入尿标本中。

3. 尿液标本收集后要立即送检，以避免发生细菌污染、化学物质及有形成分改变。

4. 自尿管留尿标本注意应无菌操作，避免污染管路衔接处。

学习单元 3 老年人如厕照料

随着年龄的增长，老年人行动越来越不便，需要他人给予更多的关怀和帮助。在为老年人布置卫生间时，也要花更多的心思。除了要考虑众多安全方面的细节，也要充分照顾老年人的心理感受和隐私需求，给他们自信心并维护他们的自尊心。

了解如何为老年人布置安全的如厕环境
掌握选购移动式坐便器的要求
能够协助老年人使用移动式坐便器

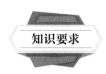

一、为老年人布置安全的如厕环境

1. 老年人使用的卫生间空间大小应合适。空间过大时，会导致洁具设备布置得过于分散，老年人在各设备之间的行动路线变长，行动过程中无处扶靠，增加了滑倒的可能性；空间过小时，通行较为局促，老年人动作不自如，容易造成磕碰，并且轮椅难以进入，护理员也难以相助。

2. 卫生间门宽度应在 80 cm 以上，方便轮椅出入、老年人拄着拐杖进出或者是护理员搀扶老年人过程中进出。卫生间地面和其余空间不要有高度差，防止老年人因腿脚不利索在抬脚过程中磕绊。此外，有台阶的地方，轮椅也不便出入。门不要安装锁，若是需要，也要选内外均可打开的设计，以免老年人在卫生间内发生意外时门打不开，导致救援人员无法进入。

3. 老年人随着年龄的增长，视觉功能会逐渐下降，突然进入阴暗或耀眼的环境时，会因视物不清而陷入恐惧状态或由反射光引起眩晕，因此应给予足够亮但又不耀眼的灯光照明，尤其夜间去卫生间时应给予稍强的光线刺激，让其觉醒，以能让老年人看清自己的脚为宜。

4. 老年人视力下降，眼睛辨识度比较差，因此墙砖不要选择太花的图案，最好是单色非光面的大块瓷砖，如米色系等暖色调墙砖。老年人在选择卫浴产品时，尽量不要选择方形棱角的卫浴产品。圆角和方角相比，发生磕碰事故的时候，前者的受伤程度较低。

5. 对于膝关节活动不便的老年人可选择可升降的坐便器（见图3—3）或坐便器增高垫（见图3—4）。臀部瘦弱有掉入坐便器危险的老年人，可选用儿童坐便器。还应考虑到扶手应放置在老年人便于手扶的地方。另外，一定要在卫生间内安装电铃或呼叫器，以便老年人在出现意外或者便后自己不能处理时叫人帮忙。

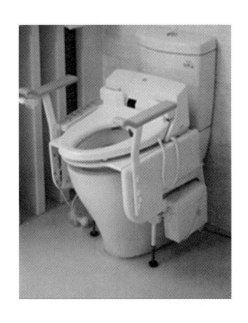

● 图3—3　升降式坐便器

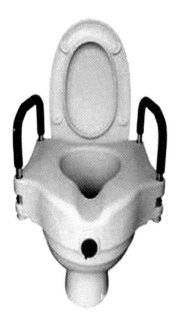

● 图3—4　坐便器增高垫

二、协助老年人如厕的注意事项

1. 排便不要太用力

老年人用力排便时，会导致腹压、血压升高，此时心脏的负担也会加大。因此，应叮嘱老年人排便不要太用力。如果有便秘症状，应多吃富含纤维素的果蔬，或在医生指导下，在如厕前使用润肠药物。

2. 如厕蹲起动作要慢

老年人晨起排便时，动作一定要慢，慢慢蹲下去、站起来。老年人常有关节炎，由于膝关节软骨表面被破坏，常会造成下蹲困难，因此宜选用坐便器。

3. 憋尿后不要排太快

老年人最好不要憋尿，如果憋得太久，排尿时也要放缓速度。尤其在夜间，老年人易发生排尿晕厥，多是由于夜间睡眠时心跳较慢，加上膀胱回缩、腹压突然下降，致使回心血量减少，从而造成大脑短暂性缺血而晕倒。所以老年人起夜时，速度不要太快，睡前不宜大量饮水，以减少夜尿次数。

4. 适当帮助

协助老年人如厕时，只帮他做他自己力所不及的事。如果什么都帮他们去做，反而会使老年人心情不愉快或增强其依赖心理，容易丧失自理能力。

5. 掌握如厕的时机

马上要排泄才去厕所是导致失禁的原因之一。因此，护理员应提醒老年人养成按时如厕的习惯。

三、老年人如厕时所使用的辅助器械

老年人如厕时可选用移动式坐便器作为辅助器械。

1. 移动式坐便器概述

移动式坐便器也叫"可移动马桶"，如图 3—5 所示，是一种易搬动、易清洗的马桶。

2. 移动式坐便器的适用对象

（1）因厕所面积小，不能同时容纳护理员和老年人，而不得不在房间内排泄的老年人。

（2）能够下地，但是行走不便的老年人。

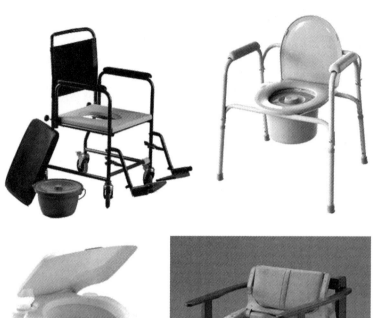

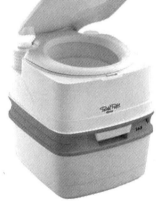

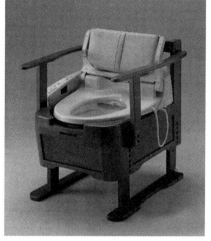

● 图 3—5 常见的移动式坐便器

（3）睡床离厕所较远的老年人。

（4）夜间如厕不方便的老年人。

3. 选择移动式坐便器的方法

移动式坐便器与普通坐便器在高度、功能上都有所差异，所以在选择移动式坐便器时应注意以下几点：

（1）高度。通常坐便器的座面高度为 35~40 cm。对于患有慢性关节炎的老年人来说，由于下肢屈伸不灵活，为了方便起坐，减少身体负担，应选用高一些座面的坐便器比较好。能从床上移动到坐便器的老年人，为了使用方便，坐便器要和床保持在同一高度。

（2）尺寸。为老年人选购坐便器时最好先让老年人坐下来试一下，感受一下坐便器的尺寸是否合适。因为不同的人身高腿长不一样，胖瘦也不一样，需要通过试坐找到适合自己的坐便器型号。坐便器圈口的形状和大小，应根据老年人的体形来选择。尺寸合适了，老年人用起来才舒服。

（3）重量。坐便器重量太轻，坐下的时候有翻倒的可能，应根据老年人情况使用重量相宜的坐便器。

（4）功能不要太复杂。对于老年人来说，功能太多、太复杂也会影响其使用。因此为老年人选购坐便器，还要考虑到老年人的操作能力。为了防滑及防污，可在移动式坐便器下垫上橡胶垫。

（5）坐便器的两旁应安装辅助性把手。老年人肠胃不好，容易便秘，有时上厕所的时间过长，久坐后突然起来时，容易因为腿麻或者头晕目眩而摔倒。因此应在坐便器的两旁安装辅助性把手，帮助老年人离开坐便器。

4. 移动式坐便器的设置方法

（1）为了保护老年人的隐私，移动式坐便器的周围要设置挂帘或屏风。

（2）如果老年人能够自己如厕，并希望坐便器放在床的附近时，为了美观可使用同家具风格一致的坐便器。

（3）若老年人偏瘫，则应把坐便器放在其健侧。

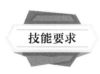

技能要求

协助老年人使用移动式坐便器

【操作准备】

1. 环境准备

环境整洁，温、湿度适宜。关闭门窗，必要时遮挡屏风。

2. 护理员准备

护理员服装整洁，洗净并温暖双手，必要时戴口罩。

3. 物品准备

准备移动式坐便器、卫生纸。

【操作步骤】

步骤 1 沟通

询问老年人是否有便意,并解释操作步骤以取得老年人的配合。

步骤 2 协助排便

(1)打开便器盖,协助老年人从床上转移到坐便器上。移动老年人时,护理员要站在老年人的对面,老年人用双手围住护理员的脖子;护理员稍微分开老年人的双腿,用双臂抱住老年人腰部,把老年人从床上扶起,慢慢地移动到移动式坐便器旁边。

(2)帮老年人解开腰带,脱裤到膝下,抱着老年人慢慢地坐到坐便器上。

(3)等老年人排泄结束后,给老年人递卫生纸,抱着老年人身体略微往前移动,让老年人擦净肛门,再将老年人慢慢地从坐便器上扶起。

(4)帮助老年人洗净双手。

(5)搀扶着老年人回到床上。

步骤 3 整理

(1)把移动式坐便器的便盆拿到厕所,倒掉排泄物,用清水冲洗便盆(倒掉排泄物时,要注意观察排泄物的颜色、性状等)。

(2)擦干便盆的水分,把便盆重新装好,盖好外罩,放回原处。

(3)打开窗户或排气扇,通风换气。

【注意事项】

1. 每日消毒坐便器。

2. 为了便于清扫,移动式坐便器下垫上易于消毒的专用垫。

3. 不要使用不易于在水中溶解的卫生纸,以免堵塞下水道。

学习单元 4 老年人排便异常的照料

老年人随着年龄的不断增加,排泄功能降低,会出现许多排便异常的问题。排便异常不仅会影响到生理的需要,而且在心理上也有很大的负面影响,因此在老年人生活照料中,排泄护理是相当重要的内容。

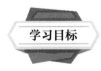学习目标

了解排便异常的相关知识
熟悉引起排便异常的原因
能够照料排便异常的老年人

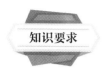

一、便秘老年人的照料

1. 便秘的概念

便秘是指排便频率减少，一周内大便次数少于 2~3 次，或者 2~3 天才大便 1 次，排便费力，同时粪便量少且干结。

2. 引起便秘的原因

便秘是很常见的消化系统问题，尤其在老年人群中更为普遍。

（1）生理因素。老年人随着年龄的增长，消化腺逐渐萎缩退化，分泌功能降低，胃肠蠕动减慢，加之腹肌和骨盆肌等肌张力减弱等，均可导致排便困难。

（2）饮食因素。老年人牙齿不健全，饮食过于精细，偏向摄取易消化、营养丰富、软烂无渣的食物，缺乏蔬菜及瓜果等富含水分、粗纤维的食物，形成粪块的机械性刺激不足以使直肠充盈扩张，肠蠕动能力减弱，无法产生排便反应。

（3）肠道蠕动缓慢。老年人体力活动减少，或久病长期卧床，肠蠕动功能减弱，排便无力，粪便在肠内停留时间过长，所含水分大部分被肠黏膜吸收，致使粪便干燥、坚硬，难以排出。

（4）精神因素。精神因素包括精神紧张、心情抑郁、环境改变或打乱生活规律等。老年人多有便秘症状，这是神经调节功能紊乱的缘故。

（5）肛门直肠疾病。老年人因患痔疮、肛裂等，为避免排便时疼痛和出血，总是有意识地控制便意，久之则发生便秘。

（6）药物因素。老年人多患有各种疾病，长期服用某些药物，如抗忧郁剂、制酸剂、利尿剂、铁剂、抗帕金森氏症药物等，这些药物会抑制肠蠕动，引起便秘。

3. 便秘的照料

（1）心理护理。帮助老年人消除紧张情绪和顾虑，并给予解释、指导。

（2）提供适宜的排便环境。为老年人提供单独隐蔽的环境及充裕的排便时间。老年人排便时，应避免干扰，避开查房、治疗护理和进餐时间，以消除紧张情绪，利于排便。

（3）采取适当的排便姿势。床上使用便器时，如病情许可，可取坐位或抬高床头，利用重力作用增加腹压，促进排便；对绝对卧床或某些手术前的老年人，应有计划地训练其在床上使用便器。

（4）腹部按摩。按顺时针方向环形按摩腹部，刺激肠蠕动，可增加腹内压促进排便。还可配合用指腹轻压肛门后端，促进排便。

（5）遵医嘱给予口服缓泻剂。老年人应选择作用温和的泻剂；慢性便秘的老年人可选用番泻叶、蓖麻油、酚酞（果导）、大黄、植物油等接触性缓泻剂，促进排便。但应注意避免长期使用缓泻剂或滥用缓泻剂，造成慢性便秘。

（6）正确使用简易通便剂。简易通便剂包括开塞露、甘油栓等，其作用机制是软化粪便、润滑肠壁、刺激肠蠕动从而促进排便。

（7）上述方法均无效时，遵医嘱给予灌肠。

（8）健康教育

1）合理安排饮食。指导老年人多食富含纤维素的食物，如蔬菜、水果、粗粮等；多饮水，病情允许的情况下，每日摄入量不少于2 000 mL；适当食用油脂类的食物。

2）鼓励老年人适当活动。按个人需要拟订规律的活动计划并协助老年人运动，促进排便。如散步、打太极拳等。

3）指导老年人重建正常的排便习惯。指导老年人选择适合自身的排便时间，理想的排便时间是饭后（早餐后最佳）。养成每天固定时间排便的习惯，避免发生便秘。不随意使用缓泻剂及灌肠等方法。

二、腹泻老年人的照料

1. 腹泻的概念

腹泻是指正常排便形态改变，肠蠕动加快，排便次数增多，频繁排出稀薄而不成形的或是水样的粪便，常伴腹痛、肛门疼痛等不适。

2. 引起腹泻的原因

（1）抵抗力降低。老年人随着年龄的增加，各组织和器官退化，身体素质逐渐衰弱，免疫器官逐渐萎缩，导致了机体的抵抗力降低，易导致致病菌的入侵和肠道菌群失调，而菌群失调可以引起肠道反复感染，并导致严重的腹泻。

（2）血管改变。老年人由于全身动脉粥样硬化加重，肠血管灌流不足，血管血栓形成或栓塞，容易引起肠缺血性疾病，如急慢性肠系膜缺血、局限性小肠缺血、结肠缺血等，导致肠黏膜缺血、炎症、出血和坏死等，从而引起腹泻的发生。

（3）消化道肿瘤。老年人是肿瘤的好发人群，由于机体免疫力降低，消化道肿瘤发生率也随之增高，如胃癌、乙状结肠癌、直肠结肠癌等。许多肿瘤的发生是由腹泻就诊的，大便为血便或脓血便，如乙状结肠癌患者可出现腹泻、腹痛，大便为血便或脓血便，直肠癌可以出现血便和里急后重。

（4）营养因素。由于老年人消化道各种消化酶缺乏，酶活性降低，运动功能障碍等因素，导致摄入减少，消化吸收不足，肝脏合成代谢和能量转换缓慢等，从而导致机体营养不良。某些肠道感染或饮食因素容易导致腹泻发生，并加重营养物质的消化吸收和营养不良，从而引起吸收不良等疾病。

（5）多系统疾病。老年人易发生多系统多器官疾病，如糖尿病、肺心病、冠心病和肝脏疾病等，这些疾病在晚期多合并有腹泻的发生，可以是继发于其他脏器感染之后的感染性腹泻，肠道菌群失调症，也可以是非感染性的，如消化不良等。

3. 腹泻老年人的照料

（1）密切观察病情。观察并记录排便的性质、次数等，并将老年人的情况及时报告医生，必要时留取标本送检。病情危重者，还应注意生命体征的变化。如疑为传染病，按肠道隔离原则护理。

（2）卧床休息。宜减少老年人的体力消耗，给予腹部保暖。

（3）饮食调理。根据病情给予老年人清淡的流质或半流质饮食，如米汤、薄面等。避免高纤维和刺激性食物。严重腹泻的老年人暂时禁食。

（4）肛周皮肤护理。注意老年人肛周皮肤的清洁，减少刺激，保持肛周皮肤完整性。用温水清洗后，涂润滑油膏于肛门周围，保护局部皮肤。

（5）防止水、电解质紊乱。为老年人补充水、电解质，遵医嘱给予止泻剂、口服补盐液或静脉补液。

（6）遵医嘱服药。协助老年人定时、定量服用治疗药物，不可随意加减或间断服药。

（7）健康教育

1）向老年人解释引起腹泻的原因和防治措施。

2）指导老年人注意饮食卫生，养成良好的卫生习惯。

3）指导老年人及家属观察排便情况。

三、大便失禁老年人的照料

老年人由于机体功能衰退，肛门括约肌松弛，容易发生大便失禁。轻症失禁患者对排气和液体性粪便的控制能力丧失，其内裤偶尔弄脏；重症患者对固体性粪便也无控制能力，表现为肛门频繁地排出粪便。大便失禁是一种会伤及自尊的机体功能减退现象，常使老年人焦虑、恐惧、处于尴尬的境地，严重影响老年人的身心健康。

1. 大便失禁的概念

大便失禁是由于肛门括约肌失去控制能力，排便不受老年人意志支配而不由自主地排便。

2. 大便失禁的原因

老年人大便失禁一般是疾病引起，常见的如脑梗死等神经系统疾病，疾病引起肛门括约肌失去控制能力，最终导致排便不受意识支配，常伴有老年痴呆的众多状况。

（1）生理因素。老年人由于机体生理功能衰退，直肠感觉异常，盆底肌收缩强度弱，肛门内外括约肌松弛，少量的容量扩张就会导致便急和抑制肛门括约肌，粪便嵌顿可引起大便失禁。

（2）神经、精神因素。神经、精神因素包括精神肌肉系统病变或损伤，如瘫痪、脑血管意外、老年痴呆、精神障碍等。

（3）治疗或外伤因素。治疗或外伤因素包括手术或外伤致肛管直肠和括约肌损伤。

（4）大便性状改变。炎症性肠病、感染性腹泻、滥用泻剂、放射性肠炎等可使大便性状改变。

3. 大便失禁老年人的照料

（1）重建良好的排便习惯。了解老年人排便规律，定时给予便器，促使老年人自行排便。教会老年人进行肛门括约肌及盆底肌收缩锻炼，指导老年人取坐或卧位，试做排便动作，先慢慢收缩肌肉，然后再慢慢放松，每次 10 秒左右，连续 10 次，每次锻炼 20～30 分钟，每日数次，以老年人不感觉疲乏为宜。

（2）皮肤护理。皮肤护理对于大便失禁的老年人来说非常重要，护理时应该注意老年人肛门周围皮肤的清洁，发现有粪便污染的情况，应该立即用柔软卫生纸擦净后，再用温水清洗局部皮肤，用干净的毛巾擦干，防止老年人发生皮疹或压疮。

（3）调整饮食。饮食上应该指导老年人注意多吃一些富含纤维素的食物，以利于排便通畅。

（4）开窗通风。定时开窗通风，保持室内空气清新，使老年人舒适。

（5）心理护理。大便失禁的老年人经常有难以启齿、意志消沉、孤僻、害怕被发现等心理，如不及时防治，则会使他们精神萎靡，社会适应能力进一步退化。护理员应充分认识大便失禁的有关问题，应多了解老年人的心理需求，掌握与老年人的沟通技巧，进行有针对性的心理疏导，同时指导他们合理膳食、正确用药，为老年人创造一个温馨、舒适的生活环境，帮助老年人重新获得最佳的生理、心理状态。

（6）家庭、社会支持。对老年人进行心理护理的同时，还应对其家属进行心理指导，使他们更能关爱、理解、支持老年人，否则老年人会感到无助。社会支持对心理健康有积极的作用，所得到的社会支持越多，心理障碍的症状就越少。

四、肠造瘘老年人的照料

1. 肠造瘘的概念

肠造瘘是通过手术将病变的肠段切除，将一段肠管拉出，翻转缝于腹壁，用于排泄粪便。肠造瘘口是红色的，与口腔黏膜一样，柔软光滑，一般为圆形，如图 3—6 所示。

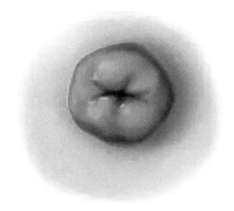

● 图 3—6　肠造瘘口

2. 适用对象

肠道严重损伤，各种结直肠癌一期不能吻合的患者需要进行肠造瘘，术后需要一段时间或终身在腹壁上另造一个人工肛门，将粪便出口移至腹部。

3. 肠造瘘用物

造口袋是肠造瘘的主要用物，用于收集粪便，肠造瘘口的末端常连接于造口袋。肠造瘘口与造口袋连接根据造口袋的设计可分为一件式（见图 3—7）和两件式（见图 3—8）。一件式造口袋通常是一次性的，简单易使用，适用于手脚灵活的老年人；两件式造口袋的袋子与底盘可分开，不用撕开底盘即可护理肠造瘘口，更换方便，可以更好地保护肠造瘘口周围的皮肤。

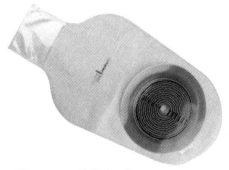

● 图 3—7　一件式造口袋

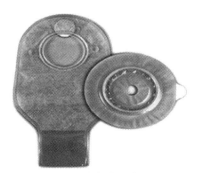

● 图3—8 两件式造口袋

4. 肠造瘘口照料

（1）肠造瘘术后的老年人常有抑郁、自卑、依赖等心理问题。护理员应与老年人进行良好的沟通，给予老年人支持、关心和安慰。同时鼓励老年人尽早学会肠造瘘的自我护理方法，促进其心理康复，勇敢地正视现实，振作起来，树立信心。

（2）老年人可摄入易消化、高热量、高蛋白、高维生素饮食，但要少食多餐。避免进食刺激性、易发生胀气、不易消化及有臭味的食物，如蛋类、葱、姜、蒜、辣椒、芹菜等。应忌烟酒，同时还要注意饮食卫生，防止因饮食不当引起腹泻或便秘。

（3）注意观察肠造瘘口有无回缩、出血及坏死等情况；肠造瘘口周围皮肤有无皮肤发红、肿痛，甚至溃烂等情况。

（4）注意保持肠造瘘口周围皮肤的清洁干燥，指导老年人养成定时排便的习惯。老年人排便后用温开水清洗肠造瘘口周围的皮肤，用温纱布或棉球由内向外清洁并擦干，在肠造瘘口周围涂氧化锌油加以保护，以防止因大便浸渍皮肤而出现皮炎。

（5）造口袋内有粪便时应及时倾倒清洗，注意观察袋内排泄物的颜色、性质和量，避免产生异味及继发感染。

（6）应根据老年人的肠造瘘口情况、个人喜好、经济状况来选择不同类型的造口袋，指导老年人最好选择两件式透明带除臭功能的一次性造口袋，便于观察护理。

（7）指导老年人选择宽松、舒适、柔软的衣裤，以免衣裤过紧使肠造瘘口受摩擦而导致出血。

（8）叮嘱老年人可以安心沐浴。指导老年人使用有底盘的造口袋，只要在底盘与皮肤接触处封上一圈防水胶布即可。

（9）加强对老年人家属的肠造瘘护理教育，以协助老年人提高肠造瘘口护理的能力。

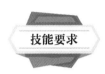

技能要求

使用开塞露帮助老年人排便

【操作准备】

1. 环境准备

环境整洁，光线充足，必要时遮挡屏风。

2. 物品准备

准备开塞露、棉签、卫生纸、便盆、碗盘、一次性护理垫、手套。

3. 护理员准备

护理员服装整洁，洗手。

【操作步骤】

步骤 1 沟通

向老年人解释使用开塞露的目的、方法、注意事项，以取得老年人的配合。

步骤 2 协助排便

（1）携用物至老年人床旁，核对床号、姓名，与老年人沟通。

（2）协助老年人取适当的体位，病情允许时可采用左侧卧位、屈膝，臀部尽量靠向床边。

（3）护理员戴手套，老年人臀下垫一次性护理垫。

（4）将开塞露盖帽取下，挤出少许药液于棉签上润滑开塞露前端及肛门口；护理员一手手指拨开老年人肛门周围皮肤，另一手将开塞露细管部分沿直肠壁插入肛门内，叮嘱老年人深吸气，用力将溶液全部挤入肛门内；退出开塞露，同时取卫生纸按压肛门 5 分钟；叮嘱老年人保持体位 10 分钟后再进行排便。

（5）10 分钟后护理员协助老年人排便，排净后协助清洁会阴部，整理床单位。

（6）记录给药时间、剂量和用药效果。

【注意事项】

1. 使用开塞露前，检查开塞露前端是否圆润光滑，以免损伤肛壁组织。

2. 患有痔疮的老年人使用开塞露时，操作要轻缓并充分润滑。

3. 对开塞露过敏者禁用，过敏体质者慎用。

4. 开塞露不可经常使用，以免耐受而失去作用。

知识拓展

简易通便术

简易通便术适用于老年人、体弱和久病卧床者，包括开塞露法、甘油栓法和肥皂栓法，酌情选择其中一种为患者通便。患者取左侧卧位，放松肛门括约肌。甘油栓法是操作者用手垫纱布或戴手套，捏住栓剂较粗的一端，将尖端部分插入肛门至直肠内，抵住肛门处轻轻按摩；肥皂栓法是操作者用手垫纱布或戴手套，将普通肥皂削成圆锥形（底部直径 1 cm、高 3 cm 左右），放入热水中融化棱角后轻轻插入肛门内。三种方法一般都应使用 5~10 分钟后排便。

为有肠造瘘的老年人更换造口袋

【操作准备】

1. 环境准备

环境整洁，光线充足，必要时遮挡屏风。

2. 护理员准备

护理员服装整齐，洗净双手，戴好口罩。

3. 物品准备

准备造口袋1个、温水、水盆、毛巾、一次性护理垫、卫生纸、便盆。

【操作步骤】

步骤1 沟通

（1）向老年人说明操作的目的，以取得配合。

（2）造口袋内容物超过1/3时，应将造口袋取下更换。

步骤2 更换造口袋

（1）护理员先协助老年人暴露肠造瘘口的部位，将一次性护理垫垫于人工肛门处的身下。

（2）取下造口袋放于便盆上，查看人工肛门周围的皮肤，如无异常可用柔软的卫生纸擦拭干净，再用温热毛巾清洗净局部皮肤并擦干。

（3）正确测量肠造瘘口大小，将一次性人工肛门袋孔口剪至合适大小，一般比肠造瘘口大2~3 mm。除去胶片外面的粘纸贴于肠造瘘口位置，轻压胶片环及其周围，使其紧贴皮肤，如图3—9所示。

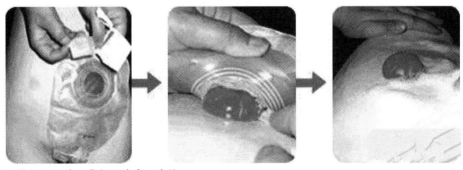

● 图3—9 造口袋与肠造瘘口连接

步骤3 整理

1. 将粪便倾倒于厕所内，用清水清洗造口袋。

2. 洗手，记录。

【注意事项】

1. 餐后2~3小时内不要更换造口袋，此时肠蠕动较活跃，更换时老年人易出现排便情况。

2. 操作过程中应注意为老年人保暖，并注意保护老年人的隐私。

3. 安装造口袋动作要轻巧，不正确使用造口袋可导致造瘘口摩擦破溃，致使粪便外溢而污染衣裤，产生异味，甚至发生出血和感染。

学习单元 5　老年人排尿异常的照料

老年人由于年龄的增加、自身身体因素或疾病等因素会产生排尿异常。排尿异常的老年人根据情况可分为尿失禁老年人、尿潴留老年人及留置导尿管的老年人。

了解排尿异常的相关知识
熟悉引起排尿异常的原因
能为排尿异常的老年人提供照料

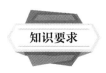

一、尿失禁老年人的照料

1. 尿失禁概述

尿失禁即膀胱内的尿不能控制而自行流出，尿失禁可发生于各年龄组的病人，但以老年病人更为常见。

2. 引起老年人尿失禁的原因

老年患者因泌尿系统退行性改变、感染、肿瘤、结石以及糖尿病、植物神经功能障碍、意识障碍、盆底肌肉韧带松弛致膀胱尿道括约肌张力减低等原因出现尿失禁。女性发病率高于男性。大部分患者是神志清醒的，尿失禁让他们感到自卑。尿失禁病程长，可反复出现，护理不当易导致皮肤完整性受损，增大感染的机会。

3. 尿失禁的分类

（1）充溢性尿失禁。充溢性尿失禁是由于下尿路有较严重的机械性（如前列腺增生）或功能性梗阻引起尿潴留，当膀胱内压上升到一定程度并超过尿道阻力时，尿液不断地自尿道中滴出。该类患者的膀胱呈膨胀状态。

（2）真性尿失禁。真性尿失禁是由完全的上运动神经元病变引起，排尿依靠脊髓反射，导致患者不自主地间歇排尿（间歇性尿失禁），排尿没有感觉。

（3）急迫性尿失禁。急迫性尿失禁可由部分性上运动神经元病变或急性膀胱炎等强烈的局部刺激引起，患者有十分严重的尿频、尿急症状，由于强烈的逼尿肌无抑制性收缩而发生尿失禁。

（4）压力性尿失禁。压力性尿失禁是当腹压增加时（如咳嗽、打喷嚏、上楼梯或跑步时）即有尿液自尿道流出。引起该类尿失禁的病因很复杂，需要做详细检查。

4. 老年人尿失禁的照料

（1）心理护理。无论是何种原因引起的尿失禁，都会给老年人造成很大的心理压力，如精神苦闷、忧郁、丧失自尊等。老年人期望得到他人的帮助和理解，给予其安慰和鼓励，使其树立恢复健康的信心，积极配合治疗和护理。

（2）皮肤护理。保持老年人局部皮肤及床铺清洁干燥，经常用温水清洗会阴部皮肤，勤换衣裤、床单、尿垫等；根据皮肤情况，定时按摩受压部位，防止压疮发生。

（3）尿液管理。必要时使用接尿装置引流尿液。女性患者可用女式尿壶紧贴外阴部接取尿液；男性患者可用尿壶接尿。

（4）重建正常的排尿功能

1）摄入适量的液体。如病情允许，指导老年人每日白天摄入液体量 2 000~3 000 mL，预防泌尿系统感染，还可促进排尿反射恢复。入睡前应限制饮水，减少夜间尿量，以免影响老年人休息。

2）膀胱功能训练。向老年人和家属说明膀胱功能训练的目的、训练方法和需要的时间，取得老年人和家属的配合。观察老年人排尿反应，合理安排排尿时间，定时使用便器，使老年人建立规律的排尿习惯，促进排尿功能的恢复。膀胱功能训练开始时，白天可让老年人每 1~2 小时使用便器一次，夜间每 4 小时使用便器一次，以后逐渐延长间隔时间，逐渐恢复膀胱功能。使用便器时，指导老年人用手按摩膀胱，促进排尿，注意用力要适度。

3）肌肉力量的锻炼。指导老年人进行盆底肌肉的锻炼，以增强控制排尿的能力。具体方法为：老年人取站立位、坐位或卧位，试做排尿动作，先慢慢收缩盆底肌，再缓慢放松，每次 10 秒，连续 10 遍，每日练习 5~10 次，以不感觉疲乏为限。如病情许可，鼓励老年人做抬腿运动或下床走动，以增强腹部肌肉张力。

4）行留置导尿术。长期尿失禁的老年人可行留置导尿术。

二、尿潴留老年人的照料

1. 尿潴留的表现

尿潴留是指尿液存留在膀胱内不能排出。一般老年人表现为下腹部胀满、疼痛，不能排出尿液，用手触摸下腹部膨隆，有囊状包块。

2. 引起老年人尿潴留的原因

尿潴留按病因可分为梗阻性、神经性和肌源性。

（1）梗阻性：机械性梗阻（如尿道狭窄、血块或结石堵塞）或动力性梗阻（如前列腺炎症）导致的尿流阻力增加。

（2）神经性：膀胱感觉或运动神经受损（由盆腔手术、脊髓损伤、糖尿病等引起）。

（3）肌源性：膀胱过度充盈（如麻醉、饮酒过量）。

3. 老年人尿潴留的照料

（1）心理护理。尿潴留的老年人常表现为急躁、紧张和焦虑，护理员应针对老年人的心态给予安慰和解释，消除不良情绪，鼓励其树立战胜疾病的信心，积极配合治疗和护理。

（2）姿势和环境。尽量让老年人以习惯的体位和姿势排尿，在病情许可的情况下抬高上身或坐起排尿。对需要绝对卧床休息或某些术后老年人，应有计划地提前训练其在床上排尿，以免因改变排尿姿势而发生尿潴留。同时，应为老年人创设隐蔽的排尿环境，以消除老年人紧张、羞怯的心理，安心排尿。

（3）诱导排尿。利用某些条件反射诱导老年人排尿，如听流水声，用温水冲洗会阴部等方法刺激排尿。

（4）热敷、按摩。热敷、按摩可放松肌肉，促进排尿。如老年人病情允许，可用手掌自膀胱底部向尿道方向推移按压，协助排尿，但不可强力按压，以防膀胱破裂。

（5）健康教育。指导老年人养成定时排尿的习惯，教会老年人自我放松的方法。

（6）药物治疗或实施导尿。必要时遵医嘱采用药物治疗促进排尿，或采用导尿术引流尿液。

三、留置导尿管老年人的照料

1. 留置导尿管的概念

留置导尿管是在导尿后，将导尿管保留在膀胱内，引流出尿液的方法。

2. 适用对象

对于不能自行排尿又无其他治疗方法的老年人，需要长期留置导尿管。

3. 留置导尿管的适用对象

（1）需要严格记录每小时尿量以严密观察病情变化的老年人，如休克老年人。

（2）某些术前准备的老年人术后便于引流冲洗，促进切口愈合。

（3）尿失禁或会阴部有伤口的老年人，为其引流尿液，以保持其会阴部清洁干燥。

4. 留置导尿的用物

（1）导尿管。导尿管是以天然橡胶、硅橡胶或聚氯乙烯制成的管路，如图3—10所示，可以经由尿道插入膀胱以便引流尿液出来，导尿管插入膀胱后，靠近导尿管头端有一个气囊固定导尿管留在膀胱内，因而不易脱出，引流管末端连接尿袋收集尿液。

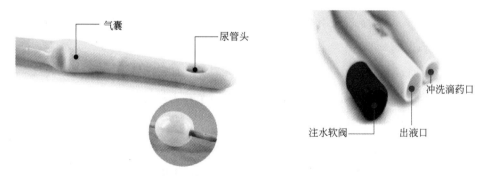

气囊　　尿管头

冲洗滴药口

注水软阀　　出液口

● 图3—10　导尿管

（2）引流袋（尿袋）。引流袋如图3—11所示，由连接尿管端口、引流导管、引流袋、放尿端口组成，规格一般为 1 000 mL。

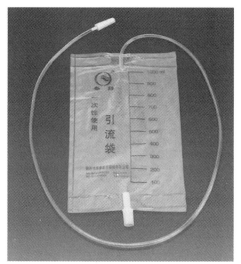

● 图 3—11 一次性引流袋（尿袋）

5. 更换尿袋的注意事项

（1）尿袋应定期更换，更换的周期可参照不同类型尿袋的使用说明。

（2）更换时应注意观察尿液的性状、颜色和尿量。

（3）保持导尿管通畅，避免受压、扭曲、返折、阻塞导致引流不畅。

（4）妥善固定尿袋，随时观察尿管有无脱出、漏尿等情况。

（5）更换尿袋时应避免污染。

（6）注意观察留置导尿管接触部位的皮肤，如发现局部有红肿、破溃等情况应及时请示医护人员。

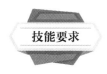

为老年人更换纸尿裤

【操作准备】

1. 环境准备

环境整洁，温、湿度适宜。关闭门窗，必要时遮挡屏风。

2. 护理员准备

护理员服装整洁，戴口罩，洗净并温暖双手。

3. 物品准备

准备纸尿裤（见图3—12）、卫生纸、水盆、温湿毛巾。

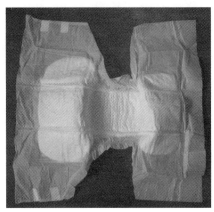

● 图3—12 纸尿裤

【操作步骤】

步骤1 沟通

向老年人解释操作步骤，以取得配合。

步骤2 更换纸尿裤

（1）护理员将水盆、毛巾放在床旁座椅上。

（2）掀开老年人下身被子，协助老年人取平卧位，解开纸尿裤粘扣，将前片从两腿间后撤。

（3）双手分别扶住老年人的肩部、髋部，翻转老年人身体呈侧卧位，将污纸尿裤内面对折于臀下；用温湿毛巾擦拭会阴部，观察老年人会阴部及臀部皮肤情况；将清洁纸尿裤（紧贴皮肤面朝内）平铺于老年人臀下，向下展开上片。

（4）协助老年人翻转身体至平卧位，从一侧撤下污染纸尿裤放入污物桶，并拉平身下清洁纸尿裤，从两腿间向上兜起纸尿裤前片，整理纸尿裤大腿内侧边缘至服帖，将前片两翼向两侧拉紧，后片粘扣粘贴在纸尿裤前片粘贴区。

（5）为老年人盖好被子。

步骤3　整理

护理员整理老年人床单位，开窗通风，清洗毛巾，刷洗水盆。

【注意事项】

1. 更换纸尿裤时，将纸尿裤大腿内、外侧边缘展开，防止侧漏。

2. 根据老年人的胖瘦情况选择适宜尺寸的纸尿裤。

3. 老年人如使用纸尿裤，每次更换或排便后应使用温湿毛巾擦拭或清洗会阴部，减轻异味，保持局部皮肤清洁干燥。

4. 当老年人患有传染性疾病时，纸尿裤应放入医用黄色垃圾袋，作为医用垃圾集中回收处理。

为老年人更换尿垫

常见的尿垫多为一次性的，如图3—13所示。尿垫适用于完全卧床或伴有痴呆、意识不清及尿失禁的老年人。对长期卧床的老年人，要选择合适的尿垫，尿垫应具有吸湿性强、透气良好的特点，以柔软的棉织品为好。一次性尿垫虽然吸收水性强，但透气性较差，不适宜长期使用。

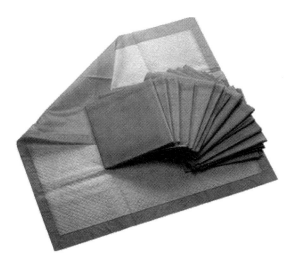

● 图3—13　一次性尿垫

【操作准备】

1. 环境准备

环境整洁，温、湿度适宜。关闭门窗，必要时遮挡屏风。

2. 护理员准备

护理员服装整洁，洗净并温暖双手。必要时戴口罩。

3. 物品准备

准备一次性尿垫、屏风、水盆、温湿毛巾。

【操作步骤】

步骤 1　沟通

查看并向老年人解释需要更换一次性尿垫，以取得配合。

步骤 2　更换尿垫

（1）护理员将水盆、毛巾放在床旁座椅上。

（2）掀开老年人下身被子，双手分别扶住老年人的肩部、髋部，翻转其身体呈侧卧位，将身体下污染的一次性尿垫向侧卧位方向折叠，取温湿毛巾擦拭会阴部，观察老年人会阴部及臀部皮肤情况。

（3）将清洁的一次性尿垫一半平铺、一半卷折，翻转老年人身体呈平卧位，撤下污染的一次性尿垫放入专用污物桶。

（4）整理拉平清洁的一次性尿垫。

（5）为老年人盖好被子。

步骤 3　整理

护理员整理老年人床单位，开窗通风，清洗毛巾，刷洗水盆。

【注意事项】

1. 定时查看尿垫浸湿情况，根据尿垫吸收锁水能力进行更换，防止发生尿布疹及压疮。

2. 更换一次性尿垫时，应动作轻柔。

3. 避免老年人受凉。

4. 当老年人患有传染性疾病时，一次性尿垫应放入医用黄色垃圾袋，作为医用垃圾集中回收处理。

为留置导尿的老年人更换一次性引流袋

【操作准备】

1. 环境准备

环境整洁，温、湿度适宜。关闭门窗，必要时遮挡屏风。

2. 护理员准备

护理员服装整洁，并洗净双手，戴好口罩。

3. 物品准备

准备引流袋、便盆、碗盘、碘伏、棉签、别针、一次性手套、止血钳、笔、记录单。

【操作步骤】

步骤 1　沟通

护理员向老年人解释操作目的，取得老年人的配合。

步骤 2　更换一次性引流袋

（1）护理员应仔细观察尿液颜色、性状、尿量。

（2）打开尿袋放尿端口，排空尿袋内余尿，关闭放尿端口。夹闭尿袋引流管上的开关。

（3）撕开备好尿袋外包装，内面朝上平铺在留置尿管和尿袋连接处下面，戴手套，用止血钳夹住留置尿管开口上端 3~5 cm 处，分离留置尿管与尿袋；取下尿袋，将连接尿管口端置于尿袋上，卷起放置一旁。

（4）用碘伏消毒尿管端口及外周；检查并旋紧待更换尿袋的放尿端口；取下新尿袋引流管端口盖帽，将引流管端口插入导尿管内。

（5）松开止血钳，观察尿液引流情况。引流通畅，夹闭尿袋引流管上的开关，每 2 小时放尿一次。

（6）用别针将尿袋固定在床旁。

步骤 3　整理

（1）将棉签、手套、更换下来的尿袋及可能被尿液污染的用物置于黄色垃圾袋中，按医用垃圾处理。

（2）洗手、记录，整理老年人床单位。

【注意事项】

1. 护理员观察尿量时，视线应与刻度保持水平。

2. 应检查尿袋有效期是否到期，有无破损；检查所使用的消毒液和棉签是否在有效期内。

学习单元6　协助老年人呕吐时变换体位

协助老年人呕吐时变换体位，可增加老年人的舒适感，促进呕吐物的排出，减少并发症发生，有利于疾病的观察、处理。

了解老年人呕吐时体位变换的重要性
熟悉老年人呕吐的照料方法
能协助老年人呕吐时变换体位

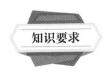

一、呕吐的概念

呕吐是指胃内容物或一部分小肠内容物通过食管逆流出口腔的一种复杂的反射动作，可将有害物质从胃排出人体而起到保护作用，但持久而剧烈的呕吐可引起老年人体内的电解质紊乱。

二、老年人呕吐时体位变换的重要性

老年人呕吐时，易发生呛咳、误吸。尽快协助老年人变换呕吐时的体位，有利于呕吐物排出，可有效减少和避免呛咳、误吸现象的发生。应根据老年人自理程度及呕吐程度，协助其取适宜呕吐的体位。

三、呕吐的常见病因

1. 消化道器质性梗阻

食管、胃或肠内容物下行受阻，而被迫逆行以致呕吐。

2. 消化道感染性疾病

肠炎、胃炎、阑尾炎由于炎症对于胃、肠的刺激，可呈反射性呕吐，常伴有腹痛、恶心、腹泻、腹胀。

3. 身体功能异常

如果发生全身性感染或代谢障碍等情况时，常伴有发热、食欲减退、恶心、腹胀等中毒症状。

4. 脑神经系统疾病

如发生颅内高压症状、脑膜刺激征或颅内占位性病变，能引起中枢性喷射性呕吐，呕吐前并无恶心，但伴有头痛、嗜睡、昏迷、惊厥等其他神经性症状。

5. 中毒

毒物对胃肠道局部刺激及毒物作用于中枢神经系统而导致呕吐。

四、老年人呕吐的照料

1. 心理护理

护理员对呕吐老年人要热诚，充满关怀和同情，不嫌脏臭，以缓解老年人的紧张情绪和心理压力。呕吐前有恶心现象的老年人常伴有迷走神经兴奋的症状，表现为血压降低、头晕、目眩、出冷汗、四肢软弱无力，同时伴有紧张不安的情绪，护理员应及时发现并给予安慰。

2. 体位舒适与安全

恰当的体位是防止呕吐物呛入气管、引起窒息或吸入性肺炎的重要环节。当老年人发生呕吐呈站位时，必须立即搀扶老年人坐下，病情轻者可取坐位，保持面朝下的姿势，便于呕吐；当老年人感觉头晕、目眩无力时，可一手扶托老年人的额部，使老年人舒适；重症、体力差或昏迷的老年人应取侧卧位或平卧位，头偏向一侧，并迅速用容器接取呕吐物。

当老年人胸腹部有伤口时，在呕吐同时应稍用力按压老年人的伤口，以减轻疼痛，避免伤口撕裂。

3. 保持呼吸道通畅

保持呼吸道通畅是预防窒息死亡的重要措施。老年人呕吐时护理员应在旁陪伴，特别是对于年龄大、体质虚弱或神志不清、昏迷、呕吐大量鲜血的老年人，准备急救物品的同时，要注意保持其呼吸道的通畅。如果有少量呕吐物呛入气管，护理员可轻拍老年人背部促使其排出。

4. 注意观察

护理员要密切观察老年人面色、呕吐物颜色等，当发现呕吐物中有血液或呈黄绿色、咖啡色等异常情况，应暂时保留呕吐物，给医生和护士查看，以便对老年人的病情及时做出判断与处理。

5. 清洁口腔

停止呕吐后，护理员要协助老年人做好口腔及面部清洁。对待清醒的老年人应给予温开水或生理盐水漱口；对待昏迷的老年人应为其做好特殊口腔护理，并检查耳内、颈部有无流入的呕吐物。

6. 保持床铺的清洁和整洁

及时为老年人更换衣裤、整理床铺，帮助老年人取舒适卧位。及时将呕吐物的容器及污物撤出病室并开窗通风，为老年人创造安静、清新、舒适的休养环境。

7. 及时补充水分

呕吐不止者，需要暂停进食，并补充水分。对长期、频繁及大量呕吐的老年人，可根据医嘱给予补液，以防水、电解质紊乱。

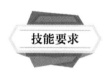

技能要求

协助老年人呕吐时变换体位

【操作准备】

1. 环境准备

环境整洁，温、湿度适宜，必要时遮挡屏风。

2. 护理员准备

护理员服装整洁，洗净双手，必要时戴口罩。

3. 物品准备

准备水杯及漱口水、毛巾、痰盂、一次性护理垫，必要时备吸管、屏风。

【操作步骤】

步骤1　沟通

当老年人发生呕吐时，护理员应立即来到老年人身边，用关怀的语气安慰老年人不要紧张。

步骤2　照料老年人呕吐

将痰盂置于老年人面前地上盛接呕吐物，同时协助不能自理的老年人变换体位。

（1）对于身体状况良好、能自理的老年人，叮嘱其取坐位，身体稍前倾，双手扶稳椅背或桌子、床沿等支撑物。护理员在旁边看护。

（2）对于不能自理且呕吐症状较轻的老年人，护理员协助老年人取半卧位，头偏向一侧，口角边垫一次性护理垫。

（3）体弱、病重者，护理员协助老年人取侧卧位或仰卧位，头偏向一侧，口角边垫一次性护理垫。

（4）呕吐停止后，护理员立即取水杯协助老年人漱口，用毛巾擦净老年人口角水痕。如老年人不能自己漱口，护理员应为其进行口腔擦拭。

步骤3　整理

（1）护理员撤去一次性护理垫，整理老年人床单位；及时清理老年人呕吐物，必要时遵医嘱留取（呕吐物）标本；如有被服污染应及时更换；开窗通风。

（2）护理员洗净双手，对老年人呕吐情况进行记录。记录内容包括呕吐时间，呕吐物的性质、量及颜色等。

【注意事项】

1. 发现呕吐物呈红色、黄绿色、咖啡色等异常情况时，应保留呕吐物，通知医护人员查看。

2. 协助呕吐老年人变换体位时，应避免动作过大造成老年人身体伤害。

3. 老年人呕吐后，护理员应及时协助老年人漱口，消除口腔异味。

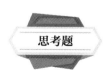

思考题

1. 进行排泄护理时，老年人会有哪些心理反应？

2. 王伯伯，80 岁，168 cm，50 kg，为退伍军人，装有活动性全口义齿，住在养老机构，常因便秘而困扰，为解决便秘所带来的不适，常备有泻药自行服用。请分析：王伯伯有哪些现存及潜在性的问题？应提供何种方法协助他？

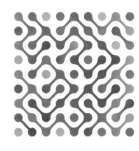

第4章

老年人穿着照料

老年人身体机能衰退，抵抗能力变差，体温调节功能降低，皮肤汗腺功能减弱，冬怕冷、夏惧热，因此，需要暖、轻、软、宽大、简单、舒适的服装。同时，老年人自理能力下降，需要护理员协助穿脱衣裤。护理员掌握快捷适宜的衣裤穿脱方法，可避免老年人受凉，同时减轻照料工作的强度。

学习单元 1　老年人服装的选择

熟悉老年人服装选择的原则和方法

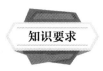

一、老年人服装选择的原则

合适的服装不仅使老年人感觉舒适，而且对老年人的健康大有益处。老年人的服装应具有实用、舒适、整洁、美观四个特点。

1. 实用

衣着有保暖防寒的作用。老年人对外界环境的适应能力较差，许多老年人与一般人相比，冬季更畏寒、夏季更畏热。因此，老年人在穿着上首先要考虑到冬装能保暖、夏装能消暑的原则，上衣应尽量选开衫衣。

2. 舒适

老年人穿着应力求宽松舒适、柔软轻便、利于活动。在面料选择上，纯棉制品四季都适宜。真丝、棉麻服装凉爽透气，在夏季也是不错的选择。

3. 整洁

衣着整洁不仅使老年人显得神采奕奕，也有利于其身体健康。内衣及夏季衣服更应常洗常换。

4. 美观

可根据老年人自身文化素养、品位等，选择适宜的素雅、沉稳的服装，款式上应简洁、方便穿着。

二、不同季节的服装选择

老年人穿衣时要特别注意身体重要部位的保暖，上半身要注意背部和上臂的保暖。如加一件棉背心或戴一顶帽子，对防止老年人受凉都有很大的帮助。

1. 夏季

夏季要为老年人选择吸汗能力强、透气性好、开襟部分宽、穿着舒服、便于洗涤的服装，以便体热的散发、传导，不宜穿深色的服装。丝绸不易与湿皮肤紧贴，易于散热，做夏装最合适。

2. 冬季

冬季要为老年人选择保暖性能好的服装，但不要穿得太多，否则出微汗后经冷风吹，反而容易受凉。

学习单元 2　　为老年人更换上衣

学习目标

能够为老年人更换开襟上衣
能够为老年人更换套头上衣

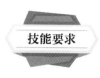

协助老年人更换开襟上衣

【操作准备】

1. 环境准备

环境整洁，温、湿度适宜。

2. 护理员准备

护理员服装整洁整齐，洗净双手。

3. 老年人准备

老年人取坐位或平卧于床上。

4. 物品准备

准备老年人清洁的开襟上衣。

【操作步骤】

步骤 1　沟通

护理员向老年人说明操作目的，以取得老年人的配合。

步骤 2　脱开襟上衣

（1）为坐位的老年人脱衣。如果是偏瘫坐位的老年人，护理员应站在老年人的健侧，先帮（或协助）老年人脱健侧的衣袖，麻痹侧的衣袖让老年人自己脱，护理员在旁边给予协助。

（2）为卧床的老年人脱衣。掀开被子，解开上衣纽扣，一手扶住老年人肩部，另一手扶住髋部，协助老年人翻身侧卧，脱去一侧衣袖（如果是偏瘫老年人，一侧肢体不灵活时，应卧于健侧，患侧在上，先脱患侧）。

步骤 3　穿开襟上衣

（1）为坐位的老年人穿衣。如果是偏瘫坐位的老年人，护理员应站在老年人的麻痹侧，先帮（或协助）老年人穿麻痹侧的衣袖，健侧的衣袖让老年人自己穿，护理员在旁边给予协助。

（2）为卧床的老年人穿衣。如果是偏瘫卧床的老年人，护理员应先帮老年人穿麻痹侧的衣袖，然后协助老年人向健侧躺下，把衣服和袖子卷起后压在老年人身下，如图4—1所示。再帮老年人恢复到仰卧位，并帮老年人捜出健侧的衣袖，最后协助老年人穿健侧的衣袖。

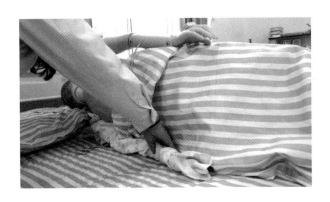

● 图4—1　更换开襟上衣

（3）当老年人穿好上衣后，让老年人用健侧的手自己系扣。

步骤4　整理上衣

护理员拉平老年人上衣的衣身、衣袖，确保身下衣服无皱褶，然后为其整理衣领。

协助老年人更换套头上衣

【操作准备】

1. 环境准备

环境整洁，温、湿度适宜。

2. 护理员准备

护理员服装整洁，洗净双手。

3. 老年人准备

老年人取坐位或平卧于床上。

4. 物品准备

准备老年人清洁的套头上衣。

【操作步骤】

步骤1　沟通

护理员为老年人选择合适的套头上衣，向老年人解释操作目的，以取得老年人的配合。

步骤2　脱下套头上衣

护理员站在老年人的健侧，先帮老年人脱健侧的衣袖，麻痹侧的衣袖让老年人自己脱；指导老年人用健侧的手将衣服向上拉至胸部，最后脱掉上衣，护理员在旁边给予协助。

如果老年人卧床，护理员将老年人套头上衣的下端向上拉至胸部，一手托起老年人头部，一手从背后向前脱下衣身部分；然后再一手扶住老年人肩部，一手拉住近侧袖口，脱下一侧衣袖，同法脱下另一侧衣袖。

步骤3　穿套头上衣

（1）坐位老年人

1）一种方法是：护理员先把老年人健侧的袖子卷起来，从袖口处伸进一只手将袖子套在自己的手上，并握住老年人麻痹侧的手，另一只手将袖子套在老年人麻痹侧的手臂上，再套头，然后用同法套健侧的手臂。

2）另一种方法是：先分别将两袖穿好，再将衣服向上拉，将领口套入老年人的头部，帮老年人平整衣服。

（2）卧床老年人

1）辨别套头上衣前后面，护理员一手从衣袖口处伸入至衣身开口处，握住老年人手腕，将衣袖套入老年人手臂，同法穿好另一侧。

2）一手托起老年人头部，一手握住衣身背部的下开口至领口部分，套入老年人头部。

3）护理员将老年人套头上衣的衣身向下拉平，整理上衣至平整。

步骤4　整理床铺

如果老年人为卧位，护理员应为老年人盖好被子，整理床铺。

【注意事项】

1. 尽量让老年人自己穿脱衣服，当老年人实在不能穿脱时再帮忙。

2. 操作轻柔、快速，避免老年人受凉。

3. 协助老年人翻身时，注意安全，必要时安装床挡。

学习单元 3　为老年人更换裤袜

熟悉老年人裤袜的选择
能够为老年人更换裤子

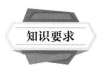

一、老年人裤子的选择

老年人在穿着上首先要考虑到冬装能保暖、夏装能消暑的原则，裤子应选松紧裤。老年人穿衣时要特别注意身体重要部位的保暖，下半身要注意腹部、腰部和大腿的保暖。冬天的棉裤较重，易下坠，最好做成背带式。

二、老年人袜子的选择

适合老年人穿着的袜子应为袜口不过紧的棉质袜子。袜口过紧会导致血液回流不好，出现肿胀不适。袜子应勤换洗，以利于足部健康。

相关链接

适合老年人穿着的鞋

老年人应选择具有排汗、减震、安全、柔软、轻巧、舒适等特点的鞋，并且大小要合适。

1. 日常行走可选择有适当垫高后跟的布底鞋。

2. 运动时最好选择鞋底软硬适中、有点后跟、前部翘一点的运动鞋，少穿拖鞋。

3. 居室内穿着的拖鞋，应选择长度和高度刚刚能被足部塞满的整块鞋面的鞋，后跟在 2~3 cm 为宜。

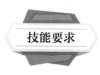

协助老年人更换裤子

【操作准备】

1. 环境准备

环境整洁，温、湿度适宜。

2. 护理员准备

护理员服装整洁，洗净双手。

3. 老年人准备

老年人取坐位或平卧于床上。

4. 物品准备

准备老年人干净的裤子。

【操作步骤】

步骤1 沟通

护理员向老年人解释操作目的，以取得老年人的配合。

步骤2 脱穿裤子

（1）坐位脱穿裤子

1）脱裤子

①护理员站到老年人对面，叮嘱老年人把一侧腿稍微向外移动，并用手臂（偏瘫者用健侧手臂）抱住护理员的脖子，护理员把一只脚踩在老年人的两腿之间，双腿前后分开，稍微下蹲，双手抱住老年人的腰部（若老年人体重较重，可用双手拉住老年人的腰带），向上用力协助老年人站起来。

②先帮老年人解腰带，打开拉链，双手把住老年人裤腰的两侧，迅速把裤子脱至大腿部。

③扶老年人坐回椅子上，帮老年人脱去健侧的裤腿，再脱去麻痹侧的裤腿。

2）穿裤子。穿裤子的程序与脱裤子相反，先穿两条裤腿，然后扶老年人站起来，提上裤子，拉上拉链，系好腰带，再扶老年人坐在椅子上。

（2）卧位脱穿裤子

1）脱裤子方法一

①协助老年人仰卧，解开腰带。

②叮嘱老年人屈膝，双脚尽力蹬床，护理员在老年人的配合下，用一只手托起老年人的腰部，另一只手抓住老年人的裤腰部，迅速将裤子脱至大腿部，如图4—2所示。

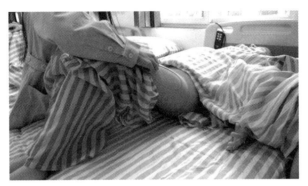

● 图4—2　卧床脱裤子

③为老年人脱去两条裤腿。

2）脱裤子方法二

①护理员为老年人松开裤带、裤扣，协助老年人身体左倾，将裤子右侧部分向下拉至臀下，再协助老年人身体右倾，将裤子左侧部分向下拉至臀下。

②护理员叮嘱能够配合的老年人屈膝，两手分别拉住老年人两侧裤腰部分向下至膝部，抬起一侧下肢，褪去一侧裤腿。用同样方法褪去另一侧裤腿。

3）穿裤子方法一

①护理员取清洁裤子，辨别正反面，先把一条裤腿卷起来，从裤脚处伸进一只手，把裤腿套在手上，并抓住老年人的脚，用另一只手将裤腿套到老年人腿上，然后用同样的方法再套另一条裤腿。

②叮嘱老年人屈膝，双脚蹬床，护理员在老年人的配合下，用一只手托起老年人的腰部，另一只手抓住老年人的裤腰部，迅速将裤子穿提上去（两人操作时，一人帮老年人抬起腰部，一人提上裤子），系好腰带、裤扣。

4）穿裤子方法二

①护理员取清洁裤子，辨别正反面。护理员左手从裤腿口套入至裤腰开口，轻握老年人脚踝，右手将裤腿向老年人大腿方向提拉，用同样方法穿上另一条裤腿。

②护理员两手分别拉住两侧裤腰部分向上提拉至老年人臀部。

③协助老年人身体左倾，将右侧裤腰部分向上拉至腰部，再协助老年人身体右倾，将裤子左侧部分向上拉至腰部，系好腰带、裤扣。

【注意事项】

1. 尽量让老年人自己穿脱裤子，当老年人实在不能穿脱时再帮忙。

2. 操作轻柔、快速，避免老年人受凉。

3. 协助老年人取坐位时要注意安全。

4. 穿脱裤子不可硬拽，以免损伤老年人皮肤。

思考题

1. 如何协助老年人更换开襟上衣？

2. 如何为卧位的老年人穿、脱裤子？

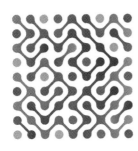

第5章

老年人睡眠照料

睡眠是人的生理需要。睡眠不好会严重危害老年人的身心健康与安全。老年人的睡眠易受到多种因素的影响。本章主要介绍老年人睡眠的相关知识，教会护理员如何为老年人布置良好的睡眠环境，掌握观察并记录老年人睡眠异常的技能，从而做好老年人的睡眠照料，提高老年人的睡眠质量。

学习单元1　观察老年人睡眠状况

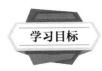

了解睡眠的概念及睡眠质量的相关知识
熟悉老年人睡眠的特点和睡眠观察要点
能够观察老年人的睡眠状况，报告并记录异常变化

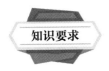

一、睡眠相关知识

1. 睡眠的概念

睡眠是高等脊椎动物周期性出现的一种自发的、可逆的静息状态，表现为机体对外界刺激的反应性降低和意识的暂时中断。正常人脑的活动和所有高等脊椎动物的脑一样，始终处在觉醒和睡眠两者交替出现的状态，这种交替是生物节律现象之一。觉醒时，机体对内、外环境刺激的敏感性增高，并能做出有目的和

有效的反应；睡眠时则相反，机体对刺激的敏感性降低，肌张力下降，反射阈增高，虽然还保持着自主神经系统的功能调节，可是一切复杂的高级神经活动，如学习、记忆、逻辑思维等活动均不能进行，而仅保留少量具有特殊意义的活动。

2. 睡眠质量

睡眠质量是指在最佳睡眠时间，达到足够睡眠量，并且半小时内入睡，基本不醒或醒后能够很快再次入睡。觉醒后感觉精力充沛、情绪愉快。

（1）睡眠量。成年人对睡眠量的要求一般为 7~9 小时。老年人由于新陈代谢减慢，睡眠量相较于年轻人减少 1~3 小时，达到 6~7 小时即可。老年人睡眠质量的判断，不应以睡眠时间的长短来衡量，而应以是否消除了疲劳、精力是否充沛来判断。

（2）最佳睡眠时间。成年人最佳睡眠时间一般为晚 10 点至次日清晨 6 点，老年人可稍提前，为晚 9 点至次日清晨 5 点。

睡眠的好与坏要从睡眠时间、质量和觉醒后的状态来衡量。通常正常睡眠是指在整个睡眠过程中，未受任何干扰，按需睡眠时间达到，睡眠过程中没有中断、早醒现象；觉醒后自觉得到充分休息，消除了疲劳，能量得到补充而精神百倍、情绪愉快。所谓睡眠好也称为正常睡眠。

二、老年人的睡眠特点

随着年龄的增长，老年人的机体功能逐渐发生退化，睡眠功能也会退化。总体说来，老年人的睡眠有以下特点：

1. 睡眠时间缩短

60~80 岁的健康老年人，就寝时间平均约 7~8 小时，但睡眠时间平均约为 6~7 小时。老年人睡眠时间长短因人而异，觉醒后感觉精力充沛、情绪愉快即可，不必强求一律。但是由于老年人体力减弱，很容易感觉疲劳，因此合理和科学的睡眠对于老年人来说仍然十分重要。

2. 容易被唤醒

老年人夜间容易觉醒，并且非常容易受到声、光、温度等外界因素以及自身慢性疾病症状带来的干扰，使夜间睡眠变得断断续续。

3. 睡眠程度浅

浅睡眠时大脑未充分休息，老年人浅睡眠期增多，而深睡眠期减少，老年人年龄越大，睡眠越浅。

4. 睡眠效率低

睡眠效率是指睡眠中睡着时间占总卧床时间的百分比，老年人的睡眠效率随着年龄的增长而下降。老年人由于深睡眠减少，睡眠中醒来次数增多，夜间睡着时间约为 6 小时，睡眠效率下降，导致白天精力不佳，易打瞌睡。老年人容易早醒，睡眠趋向早睡早起。

随着年龄的增长，老年人睡眠能力会下降，睡眠时间会逐渐缩短，睡眠质量也会降低。护理员要学会观察老年人的睡眠状况，做好观察记录，通过分析才能有针对性地给予适当的帮助。

三、老年人睡眠的观察要点

老年人睡眠的观察要点包括以下内容：

1. 观察一般睡眠状况

了解老年人平时上床后多长时间入睡，睡几小时后醒，睡眠过程中一夜醒几次，是否易惊醒，是否做梦；白天是否午睡，午睡时间及深、浅；早晨醒后自我感觉如何，总睡眠时间为多少，体力、精力恢复如何。

2. 观察与记录异常睡眠状况

（1）观察老年人是否有以下睡眠问题：入睡困难，不能维持睡眠，昼夜颠倒，睡眠呼吸暂停，夜间阵发性呼吸困难，以及嗜睡等。

（2）异常睡眠记录内容包括床号、姓名、睡眠一般情况（入睡时间、觉醒时间及次数、总睡眠时间、睡眠质量）、老年人主诉、异常睡眠的表现及有无采取助眠措施等。

3. 观察老年人睡眠的影响因素

（1）了解老年人活动情况，白天是否有室内外活动或运动，进行何种活动，活动时间长短等。

（2）了解老年人情绪如何，是否有紧张、焦虑、抑郁、兴奋、激动等不良情绪；心情是否愉快，有没有遇到不如意的事；人际关系如何；生活上是否习惯等。

（3）了解老年人饮食是否有饱胀或饥饿感，睡前是否饮用过兴奋性的饮料，是否注意个人卫生，睡眠姿势如何等。

（4）了解老年人的床铺、室内温度和光线是否合适，卧室环境是否安静。

（5）了解老年人是否有安眠药的服药史及常服哪种安眠药。

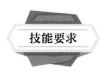

观察并记录老年人异常睡眠

【案例】

朱阿姨，76 岁，退休职工。护理员查房时发现其入睡晚，间断睡眠，每次睡眠时间约 30~60 分钟，清晨 5 点起床，询问朱阿姨有无不适，朱阿姨诉说睡眠差，感觉疲惫。

【操作准备】

1. 护理员准备

护理员服装整洁，查阅既往照料记录，了解老年人近期状况。

2. 环境准备

居室整洁。

3. 老年人准备

老年人平卧床上。

4. 物品准备

准备记录单、笔，必要时备被子、褥子、毛毯等。

【操作步骤】

步骤 1 协助入睡

护理员为老年人布置舒适的睡眠环境，满足老年人睡前洗漱、大小便、喝水等特殊需求，协助老年人入睡。

步骤 2 观察睡眠

护理员夜间 2 小时查房一次，做到走路轻、关门轻。观察老年人睡眠状况时发现，夜间 11 时查房老年人仍未进入睡眠状态，整夜觉醒 4 次。夜间温度下降，老年人觉醒时，为老年人增盖薄被。

步骤3　沟通

晨起巡视并询问老年人睡眠情况及影响睡眠的生理、心理因素等。老年人主诉：5点起床，夜间睡眠差，感觉疲乏。

步骤4　记录

交班本上记录内容：301—2床，朱敏，夜间睡眠差。夜间觉醒4次，每次睡眠时间约30~60分钟；晨起感觉疲乏；加强观察和看护。

【注意事项】

1. 夜间查房时注意走路要轻、关门要轻，避免惊醒老年人。

2. 记录内容详细，字迹清楚。

学习单元2　为老年人布置睡眠环境

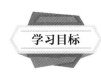

熟悉老年人睡眠的环境要求

能够为老年人布置睡眠环境

能够识别影响老年人睡眠的环境因素及提出改善睡眠环境的建议

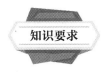

老年人睡眠环境是指老年人睡眠的居室环境，包括室内温、湿度，光线，声音，色彩，家具等内容。

一、室内环境温、湿度

老年人的体温调节能力差，应根据老年人的需要开启室内冷暖设备。夏季室温保持在22~24℃为宜，冬季室温保持在18~20℃为宜，相对湿度50%~60%为宜。温、湿度过高或过低都会影响老年人的睡眠。

二、光线

老年人视觉适应力下降，光线太亮会让老年人很难入睡，光线太暗会造成老年人看不清周围景物而发生跌倒、坠床等安全问题。夜间应有适当的照明设施，如夜灯或地灯。窗帘应选用遮光性较好的深色窗帘。应关闭大灯，适当开启壁灯或地灯。

三、声音

老年人睡眠易受到声音的影响，居住环境要保持安静，减少噪声。

四、色彩

色彩在一定程度上影响着老年人的心情和睡眠。居室最好是柔和的色调，将墙壁、窗帘、家具、床上用品协调搭配成相应的色调，会有一种宁静、优雅、舒适的感觉，将有助于老年人入睡。

五、通风

老年人入睡前，卧室应适当通风，这样可以清除室内异味及污浊空气，使老年人感觉呼吸顺畅，也可调节室温并可降低室内细菌数量，减少疾病发生概率。但是在老年人睡觉时，要避免对流风，以免老年人着凉。

六、老年人居室内设备

居室内设备应简单实用，靠墙摆放，家具的转角应尽量选择弧形，以免夜间碰伤起夜的老年人。根据老年人身高调整床铺高低，以适合老年人上下床为宜。床铺硬度适中。选用保温性能较好的棉芯被褥，薄厚应随季节进行调整，松软适中。枕头软硬高度适宜，需要时备好床挡。

七、卫生间

卫生间应靠近卧室，卫生间内设置坐便器并设有扶手，地面铺防滑砖。叮嘱老年人上床前排空大小便，避免和减少起夜对睡眠造成影响。对于不能自理的老年人，在睡前将所需物品放置于适宜位置，如水杯、痰桶、便器等。

知识拓展

色彩对睡眠的影响

　　暖色调使人感觉温暖，如粉色、橘色等。冷色调使人感觉凉爽、安静，如白色、淡绿色等。用不同的颜色装饰房间，会给人带来不同的视觉感受，进而也会影响人们的心情。在卧室的装饰上，淡雅、清爽的冷色有助眠作用，使人快速入睡。老年人卧室的墙壁应采用淡蓝、浅绿或白色的色调较为适合。若窗帘、被服也配成清新淡雅的颜色则助眠效果更佳。

技能要求

为老年人布置睡眠环境

【操作准备】

1. 环境准备

室内安静整洁。

2. 护理员准备

护理员服装整洁。

3. 老年人准备

排便、洗漱完毕。

4. 物品准备

根据气候准备棉被、床褥、毛毯等。

【操作步骤】

步骤1　沟通

护理员轻敲房门后进入房间，告知老年人准备熄灯休息。询问老年人房间温、湿度是否合适，有无需要帮助的地方。

　　步骤2　布置睡眠环境

（1）护理员协助关闭窗户，闭合窗帘。

（2）调节室内空调或暖气开关，调整温、湿度。

（3）检查老年人床铺有无渣屑，按压床铺硬度；展开被褥平整铺床，被褥松软适中；整理枕头至蓬松，高度随老年人习惯适当调整。

（4）协助老年人上床就寝，盖好被子；询问是否还有需求，及时满足。

（5）调节光线，开启地灯，关闭大灯。

步骤 3　关门退出

护理员轻步退出房间，轻手关门。

【注意事项】

1. 老年人睡前，卧室应适当通风换气，避免空气浑浊或异味影响睡眠。

2. 被褥薄厚随季节调整。

3. 枕头不宜太高或太低，软硬度适中。

识别影响老年人睡眠的环境因素及提出改善睡眠环境的建议

【案例】

李阿姨，75 岁，中专文化，退休职员。2016 年 2 月入住养老院。入院记录显示，老年人身体健康，精神状态良好。2 月 15 日查房，见李阿姨正卧床休息，但神情疲惫、情绪低落。

【操作准备】

1. 护理员准备

护理员服装整洁，并事先查阅照料记录，了解老年人近期睡眠状况。

2. 物品准备

准备笔 1 支、记录单。

【操作步骤】

步骤 1　沟通

护理员应与老年人沟通，详细了解老年人以往的睡眠习惯、睡眠环境。护理员走进老年人房间，与老年人面对面坐好，或各坐在桌子相邻的两侧。

护理员："李阿姨，最近看您没怎么参加小组活动，有什么不舒服吗？"

李阿姨："没有休息好。房间太热，夜间都要开窗睡；外面机器声音很吵；夜里感觉很干，经常要起来喝水；床和家里的不同，感觉比家里的硬，总是睡不好。"

步骤2　评估居室环境

护理员认真观察现在老年人的居室环境，与老年人习惯的环境比较分析，找出影响老年人睡眠的环境因素。

（1）窗外不远处有建楼施工，隐约可听到机器轰鸣声。

（2）窗户完好，关闭门窗，声音明显减弱。

（3）检查室内温、湿度，显示温度为30 ℃，相对湿度50%；发现暖气主管道从本居室通过。

（4）按压床铺感觉适中，但李阿姨身材略显消瘦。

步骤3　提出改进建议

护理员根据收集到的影响老年人睡眠的因素为老年人提出改进建议，注意观察改进措施的有效性。

（1）夜间关闭门窗，减少室外噪声的影响，同时也可避免李阿姨夜间起床受凉。

（2）关小暖气开关，调整室内温度。晚间屋内靠近暖气处放置一盆水以增加湿度，必要时放置加湿器。

（3）为李阿姨增加一条床褥，提高床铺舒适度。

第二天，李阿姨回应夜间睡眠良好，李阿姨精神好、面带微笑，主动参与小组活动。

【注意事项】

1. 护理员与老年人沟通时态度诚恳、认真，多使用开放式的询问方式。

2. 认真倾听主诉，观察老年人居室环境是否存在影响睡眠的因素。

3. 护理员提出的改进建议应尊重老年人的生活习惯，并结合老年人的特点，切实可行。

学习单元3　照料有睡眠障碍的老年人入睡

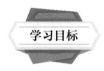
学习目标

了解睡眠障碍的概念、表现以及原因
熟悉老年人睡眠障碍的照料方法
能够照料有睡眠障碍的老年人入睡

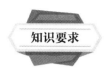
知识要求

一、睡眠障碍的概念

睡眠障碍是指睡眠过程中，由于外界干扰，没有达到按需睡眠时间，睡眠过程中有中断、早醒、多梦浅眠等现象，觉醒后自觉睡眠不充足，没有充分休息和消除疲劳，自觉疲乏、精神萎靡、困倦等，没有达到睡眠的效果。

睡眠障碍会导致大脑功能紊乱，对身体造成多种危害，严重影响身心健康，容易出现头晕、头痛、心慌、烦躁等现象，还可导致反应迟缓、记忆力减退、免疫力下降、易衰老。睡眠障碍会诱发多种疾病，例如心血管疾病、糖尿病、肿瘤等。睡眠障碍如长期不能纠正，久而久之会影响老年人的健康。

二、睡眠障碍的表现

睡眠障碍属于睡眠失调（睡眠形态紊乱）的一种，也称失眠，其表现形式有以下 6 种：

1. 入睡困难

上床后翻来覆去要持续 30 分钟~1 小时以上，或想睡却很清醒，而且持续好几天。

2. 睡眠中断（即睡眠中途觉醒）

睡眠过程中常常醒来，甚至一夜醒几次，睡得很浅，没有熟睡的感觉等。

3. 多梦

夜间经常做梦，一般对内容不能回忆，如果醒来能记住梦境，就是因夜间醒来多次才能对梦境有断断续续不完整的记忆。

4. 早醒

清晨天没亮就醒，比平时醒来时间早 30~60 分钟甚至更久；有时晚上睡得很晚，第二天早晨仍很早就醒；有时入睡后没多久就醒来，以后再也无法入睡，连续几天。

5. 时差节律性睡眠障碍（也称昼夜节律性睡眠障碍）

一般昼夜周期有规律的运转形成了一个人的日常生活节奏，昼夜节律是与人的正常生活节奏相吻合的。如昼夜节律与个人日常生活不相吻合时，人一时不能适应，就会发生昼夜节律性睡眠障碍。如三班制工作者白天睡眠、夜里工作，去海外旅游者不能适应时间差等。

6. 彻夜不眠

整夜迷迷糊糊，眼闭着，但外界声响都能听到，虽躺在床上但意识清醒。

三、睡眠障碍的原因

1. 生理

（1）饮食不当。如饱胀、饥饿，睡前喝具有兴奋性的饮料，如咖啡、浓茶等。

（2）身体老化。随着年龄的增长，大脑老化，分泌有助于睡眠的物质减少，睡眠能力下降，导致相对睡眠时间减少、睡眠容易中断、早醒等。

2. 环境

（1）居室环境不佳。卧室内外有噪声、强而刺眼的光线、温度过高或过低、空气混浊等。

（2）床铺不舒适。床的舒适度如何以及床单是否干燥、平整无渣屑都可影响老年人睡眠。护理员应勤观察、勤整理，以保证老年人睡眠。

（3）入住养老机构的老年人，两人或多人同居一室、互相干扰也是造成老年人失眠的原因之一，护理员应及时了解情况，采取相应措施，必要时予以调换房间。

3. 习惯改变

环境改变，作息时间、生活节奏改变等影响睡眠。

4. 情绪

由于各方面原因，如生活中与同室老年人因琐事引起不愉快等，造成心理不平衡，导致焦虑、紧张、激动、抑郁、思虑过多、烦恼、疑惑等。

5. 疾病

（1）老年人因患病采取被动体位，或不能自理的老年人未按时翻身，都会使老年人长时间处于一种卧姿，造成肌肉疲劳而难以入眠。护理员应按时适当调整老年人睡眠体位。

（2）各别老年人的留置输液导管、各种引流管的牵拉造成不适，护理员在老年人入睡前应将导管合理安置。

（3）因疾病引起发烧、疼痛、恶心、呼吸不畅、咳嗽、多尿等不适，都可诱发睡眠障碍。疼痛是影响老年人睡眠最主要的因素。老年人出现诊断明确的疾病性疼痛时，护理员应遵照医嘱，按时、按量给予止痛药。

6. 其他

（1）服用具有兴奋性的药物。

（2）白天活动过少，午睡时间过长。

（3）爱穿紧身内衣，睡眠姿势不合适。

（4）具有睡眠伴随症，如睡眠时呼吸暂停综合征、脚虫爬感综合征、四肢尤其脚痉挛症、夜惊症、夜游症等。

根据以上引起睡眠障碍的因素，结合平时了解的老年人睡眠的情况，应进行逐个分析，掌握老年人产生睡眠障碍的原因，对症进行护理。

四、老年人睡眠障碍的照料方法

1. 根据老年人身体状况，适当调节睡眠时间。指导老年人每天按时起床、就寝（包括节假日），午睡 30~60 分钟，不宜多睡。

2. 睡前应用热水为老年人泡脚，促使血液循环，缩短入睡时间。指导老年人穿着宽松的睡衣。

3. 指导老年人按时进食，晚餐吃少，不宜过饱。叮嘱老年人睡前勿进食，以免增加胃肠负担，胸部受压，感觉胀满不适。指导老年人晚餐后或睡前不食用和饮用对中枢神经系统有兴奋作用的食物、饮料，如咖啡、浓茶等，以免引起神经兴奋。

4. 指导老年人入睡前避免阅读有刺激性的书报、杂志；避免看情节刺激、激烈的电视节目，不要在床上读书、看报、看电视；睡前做身体放松活动，如按摩、推拿、气功、静坐等。

5. 老年人有不愉快或未完成的事情用笔记录下来，以防就寝后惦念。

6. 协助老年人睡前排空大小便，少饮水，避免夜尿增多而影响睡眠。

7. 按要求协助老年人按时服药。

8. 为老年人创造良好的睡眠环境（详见本章学习单元2）。

9. 对于因疾病卧床的老年人，护理员应加强巡视，定时为老年人翻身，摆放舒适体位。

10. 护理员发现老年人有嗜睡或睡眠呼吸暂停的情况时，应及早报告或建议老年人尽快就医。

知识拓展

嗜　睡

嗜睡是一种神经性疾病，它能引起不可抑制性睡眠的发生，是一种过度的白天睡眠或睡眠发作。这些睡眠阶段会经常发生，且易发生的时间不合时宜，如当说话、吃饭或驾车时。老年人常有嗜睡的表现，即白天睡眠过多或睡眠发作，睡眠发作不能用睡眠时间不足来解释，而是呼之即醒，醒后又睡，兼有精神疲倦、食欲减退、懒言等。引起老年人嗜睡的常见原因及应对措施如下：

1. 环境因素

老年人如果生活比较孤独、单调，环境比较寂寞，再加上由于体力欠佳，患有各种疾病等因素，往往不爱活动，容易出现嗜睡。如果在查找原因中，排除病理因素，多为上述环境因素所致，应该注意合理安排老年人的日常生活，动静相宜、劳逸结合，使老年人感到生活充实而有意义，消除孤独、寂寞感。

2. 身体因素

老年人体力衰弱，往往合并患有多种疾病，如冠心病、高血压、骨质疏松、关节炎等。因此，护理员及家属应注意老年人患病的情况，一旦发现老年人出现精神萎靡、嗜睡等症状时应及时就医，谨防延误病情。

3. 药物因素

主要指安眠药、抗抑郁等药物的副作用，因为有的安眠药作用时间比较长。如果老年人同时患有慢性肾衰竭或低白蛋白血症等疾病，容易出现安眠药的后作用，后作用表现为第二天起床后精神不佳、倦乏、嗜睡。因此，应注意观察老年人的嗜睡是否与所用药物有关，如果有关就应该及时通知医护人员，调整用药。

4. 脑部因素

当老年人出现嗜睡状态，首先应该考虑其是否有脑部病变。脑部的炎症、脑瘤、脑萎缩、脑动脉硬化症和脑血管疾病等，都会引起老年人的嗜睡。若怀疑是由脑部疾病引起的嗜睡时，应安排老年人及时到医院做详细检查，以便及早诊断。

睡眠呼吸暂停

睡眠呼吸暂停全称为睡眠呼吸暂停综合征，又称睡眠呼吸暂停低通气综合征，俗称为"鼾症"，是指每晚 7 小时睡眠过程中呼吸暂停反复发作 30 次以上或者睡眠呼吸暂停低通气指数 ≥5 次/小时，并伴有嗜睡等临床症状。其中，呼吸暂停是指睡眠过程中口鼻呼吸气流完全停止 10 秒以上；低通气是指睡眠过程中呼吸气流强度（幅度）较基础水平降低 50% 以上，并伴有血氧饱和度较基础水平下降 ≥4%。睡眠呼吸暂停低通气指数是指每小时睡眠时间内呼吸暂停加低通气的次数。睡眠呼吸暂停可直接导致人体缺氧，并因此造成神经、循环、内分泌等多个系统的功能损害，是并发高血压、糖尿病、脑血管意外及心肌梗死等疾病的高危因素。

老年人易出现睡眠呼吸暂停主要有以下原因：

1. 老年人随着年龄的增加，上气道塌陷，肌肉张力和耐力减少，睡眠期间咽喉部软组织塌陷。

2. 肥胖。老年人体重超过标准体重的 20% 或以上者易患鼾症。

3. 长期大量饮酒、服用镇静催眠药物或者长期大量吸烟易出现睡眠呼吸暂停的情况。

4. 其他相关疾病的影响，如甲状腺功能低下、肢端肥大症、垂体功能减退、其他神经肌肉疾患（如帕金森等）、长期胃食管反流等疾病，容易使老年人出现睡眠呼吸暂停的情况。

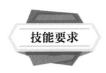

技能要求

照料有睡眠障碍的老年人入睡

【案例】

陈爷爷，男性，80岁，高中文化，退休工人。老年人坐轮椅入院，患有冠心病、风湿性关节炎，住养老院一周，居住在三人间。查房时发现陈爷爷无精打采，有时白天坐在轮椅上打瞌睡。

【操作准备】

护理员应认真与老年人沟通，详细了解老年人睡眠障碍的表现、睡眠习惯等。护理员走进老年人房间，与老年人面对面坐好。

护理员："陈爷爷，来院一周了，感觉还习惯吗？睡觉怎么样？有什么需要帮助的吗？"

陈爷爷："环境干净，同屋的老年人也相处得不错。就是我这风湿性关节炎一到晚上腿就疼，翻身什么的也不太方便，还有同屋的老李这两天可能有点着凉，晚上咳得也比较厉害，总是起来开灯、喝水。总之是睡得不大好。"

护理员："晚上关窗户了吗？"

陈爷爷："这两天关窗户了。"

【操作步骤】

步骤1　确定问题

根据老年人的表现确定其睡眠障碍的类型，并明确引起睡眠障碍的原因。护理员确定问题，老年人睡眠障碍有如下原因：

（1）陈爷爷仅仅来院一周，有环境不适应的可能性。

（2）陈爷爷患有风湿性关节炎引发夜间疼痛。

（3）陈爷爷身体状况欠佳，夜间自行翻身困难。长时间一种卧位，易造成肌肉疲劳疼痛。

（4）同室老年人受凉咳嗽，夜间开灯、饮水干扰陈爷爷睡眠。

步骤2　采取措施

根据原因和老年人的身体状况，选用不同的适合老年人睡眠障碍的照料方法。护理员提出如下护理要点：

（1）安慰、体贴老年人，使老年人感受到温暖，尽快熟悉并适应环境。

（2）老年人患有风湿性关节炎引发夜间疼痛，遵医嘱叮嘱老年人按时服药减轻病痛。

（3）夜间加强巡视，检查老年人睡眠情况，注意做到说话轻、走路轻、关门轻、操作轻。房间内开地灯。

（4）协助老年人翻身，保持舒适体位。

（5）同室老年人若患病干扰，应积极给予治疗。必要时，协助老年人调整床位。

步骤 3　评价改进

护理员与老年人沟通，了解老年人睡眠的改善情况及采取措施的有效性，提出改进措施。

经过上述工作，陈爷爷表示自己的睡眠情况有所好转。

【注意事项】

1. 护理员与老年人沟通时要主动、耐心，认真听取老年人的诉说。

2. 采取的措施应适合老年人的特点，切实可行。

学习单元 4　指导老年人改变不良的睡眠习惯

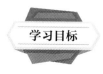

了解老年人常见的不良睡眠习惯
掌握改善老年人睡眠不良习惯的方法
能够指导老年人改变不良的睡眠习惯

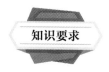

一、老年人常见的不良睡眠习惯

1. 睡前进食过饱或不足

如果临睡前吃东西会加重肠胃负担，身体其他部分也无法得到良好的休息，影响入睡。

2. 睡前饮酒、咖啡、浓茶等

睡前饮酒虽然可以让人很快入睡，但是却会使睡眠状况一直停留在浅睡期，很难进入深睡期，醒来后仍会有疲乏的感觉。咖啡、浓茶等刺激性饮料，含有能使精神亢奋的咖啡因等物质，睡前饮用易造成入睡困难。

3. 睡前用脑、活动过度，看刺激性的电视或影片

临睡前从事这些活动都会扰乱人体的生物节律而影响睡眠。

4. 白天睡眠过多

白天睡眠过多会干扰老年人正常的生物钟，使老年人难以入睡。

二、改善影响老年人睡眠不良习惯的方法

1. 确定并维持老年人生活节奏

想办法协助老年人，使其白天处于清醒中，如白天散步、参与丰富多彩的社会活动等。

2. 保证适当的活动或运动

老年人白天应积极参与各种有益的社会活动，坚持适当的户外运动或体育锻炼；睡前做一些伸展放松运动，按揉拍打足底促进血液循环，将有助于入睡，改善睡眠质量。

3. 选择舒适的睡眠用品

适宜的床、枕头、被子等都会提高老年人的睡眠质量。

4. 调整卧室环境

卧室的环境不仅会影响老年人入睡，还会影响其睡眠质量。因此，睡前应注意调整好卧室的温、湿度，将灯光调至柔和、暗淡，尽量阻止各种噪声的干扰。

5. 做好睡前准备工作

老年人睡前应保持情绪稳定，不宜进行剧烈活动、观看或阅读兴奋或紧张的电视节目及书籍、饮用兴奋性饮料；晚餐必须在睡前 2 小时之前完成，应清淡，不宜过饱，睡前不再进食；还可以在睡前用热水泡脚，以促进睡眠。

6. 采取适当的睡眠姿势

正确的睡眠姿势可改善睡眠质量。老年人选择睡眠姿势时，以自然、舒

适、放松为原则。老年人最佳睡眠姿势为右侧卧位，既可避免心脏受压，又利于血液循环。

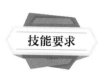

技能要求

指导老年人改变不良睡眠习惯

【案例】

刘爷爷，70 岁，大学老师，患有高血压、冠心病，入养老院一周。护理员发现刘爷爷白天总是打瞌睡，到了晚上临睡前却越来越精神，喜欢喝浓茶，常常看书到凌晨。

【操作准备】

护理员应认真与老年人沟通，详细了解老年人睡眠的习惯、老年人性格特点等。

护理员走进老年人房间，与老年人面对面坐好。

护理员："刘爷爷，来院一周了，感觉还习惯吗？睡觉怎么样？有什么需要帮助的吗？"

刘爷爷："还好啊！"

护理员："您喜欢看书？"

刘爷爷："是啊！退休这两年没事，每天都看到深夜，白天再补觉，习惯了。"

护理员："喝茶多久了？"

刘爷爷："快 40 年了，这两年越喝越没味了。"

【操作步骤】

步骤 1　确定问题

根据沟通的情况和老年人的表现，确定老年人存在的睡眠不良习惯。

根据沟通了解的情况，刘爷爷近两年养成了睡前长时间看书、喝浓茶，白天补觉的习惯。

步骤 2　帮助指导

护理员先与老年人确认其存在的不良睡眠习惯，得到老年人的认同和配合后，共同讨论采用哪些适合的方法帮助老年人改变不良睡眠习惯。

（1）向刘爷爷讲解睡眠的知识，使其知道规律睡眠对其身体健康的重要性并主动配合改善不良的睡眠习惯。

（2）向刘爷爷讲解有关高血压、冠心病的知识，使其了解休息对于疾病恢复的重要性。

（3）合理安排刘爷爷的生活，白天多带他进行户外活动或与他聊天，减少他的睡眠时间。

（4）做好睡前的准备工作。

步骤3　评价改进

护理员及时与老年人沟通，了解老年人不良睡眠习惯的改善情况及方法是否得当。要鼓励有改进的老年人坚持不懈，对改善效果不明显的老年人要再次与其讨论改进方法。

经过上述工作刘爷爷表示睡眠情况有所好转。

【注意事项】

1. 护理员与老年人沟通时要主动耐心，认真听取老年人的诉说。

2. 护理员要调动老年人的积极性，使老年人能主动配合、共同参与。

3. 护理员应随时了解老年人不良睡眠习惯改变的情况，循序渐进，不能急于求成。

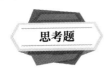

思考题

1. 老年人睡眠有哪些特点？

2. 促进老年人睡眠的方法有哪些？

3. 如何布置老年人的睡眠环境？

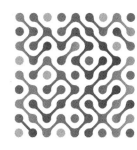

第6章

老年人清洁卫生照料

老年人身体清洁是老年人护理中非常重要的一部分，身体及环境清洁能使老年人身心舒畅，保持良好的心情，减少疾病的发生，享受健康快乐的晚年生活。护理员通过对老年人清洁卫生照料技能的学习，可掌握老年人清洁卫生照料方面的常见知识和基本技能。

学习单元 1　为老年人洗脸、洗脚

了解老年人洗脚的好处
熟悉老年人脸部清洁的目的
能够熟练地为老年人洗脸、洗脚

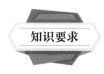

脸部和脚部的清洁与护理是人们日常生活中的必要环节。不管是健康的老年人，还是卧床的老年人，每天都要洗脸与洗脚。老年人如遇到身体障碍，生活不能自理时，脸部和脚部的清洁与护理就需要在护理员的帮助下进行。

洗脸可使老年人保持良好的形象，增强自信心，预防面部皮肤以及五官的感染性疾病。

洗脚是一种安全的物理疗法，不仅可治疗足部疾患，如脚气、脚垫、脚干裂以及下肢麻木、酸痛、肿胀等病症，而且对防治感冒、关节炎、高血压、神

经衰弱、眩晕、失眠等病症也都有一定的疗效。每天洗脚可使足部穴位受到热力按摩，促进人体血液循环，舒张经脉，强身健体。

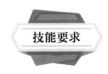

为老年人洗脸

【操作准备】

1. 环境准备

环境整洁，将水温调节为 40℃ 左右（手伸进水中，温热不烫手）。关闭门窗，遮挡屏风。

2. 护理员准备

护理员服装整洁，洗净双手。

3. 老年人准备

老年人取坐位或平卧于床上。

4. 物品准备

准备洗脸盆、毛巾 2~3 条（老年人专用）、洗面奶或香皂、护肤品。

【操作步骤】

步骤 1　沟通

与老年人进行充分的沟通，征得老年人同意后，备齐用物。

步骤 2　擦洗面部

将毛巾覆盖在枕头上及胸前。

（1）擦洗眼睛。护理员将方毛巾浸湿后拧干，横向对折再纵向对折。把折好的小毛巾放进装有水的脸盆里，拿出来后拧干（不要拧太干），用对折后的小毛巾的四个角分别擦洗老年人双眼的内眼角和外眼角。

（2）擦洗面部及颈部。先将干净小毛巾泡湿，拿出来后拧干（不要拧太干），将毛巾包裹在手上，擦洗老年人面部，然后用洗面奶或香皂进行清洗。面部擦拭顺序如下，如图 6—1 所示。

1）额部。额部由额中间分别向左再向右擦洗。

2）鼻部。由鼻根擦向鼻尖。

3）面颊。由鼻翼一侧向下至鼻唇部横向擦，沿一侧唇角向下，再横向擦拭下颏，顺向斜上方擦拭颊部，用同样方法擦拭另一侧，如图 6—2 所示。

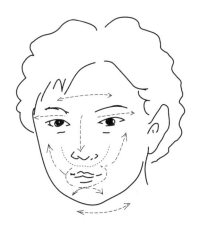

● 图 6—1　面部擦洗顺序

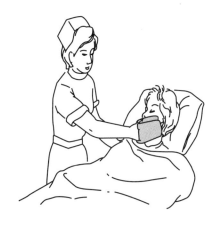

● 图 6—2　面颊擦洗

4）颈部及其他部位。由颈部中间分别向左再向右擦洗，注意擦洗耳部。

洗净方毛巾，用同样手法擦净脸上洗面奶或香皂液，再用毛巾擦干脸部。清洁脸部后，为老年人擦上爽肤水、乳液等护肤品，护理皮肤。

【注意事项】

1. 擦洗过程中，动作要轻柔。

2. 如果需要，随时更换温水，注意调整水温。

3. 清洗面部、足部的水盆和毛巾要分开单独使用。

为老年人洗脚

【操作准备】

1. 环境准备

环境整洁，将水温调节为 40~45℃，关闭门窗，遮挡屏风。

2. 护理员准备

护理员服装整洁，洗净双手。

3. 老年人准备

老年人取坐位或平卧于床上。

4. 物品准备

准备洗脚盆、毛巾 1 条（老年人专用）。

【操作步骤】

步骤 1　沟通

与老年人进行充分的沟通，征得老年人同意后，备齐用物。

步骤 2　洗脚

（1）将老年人的双脚浸泡于水中，水覆过脚面。

（2）用手反复搓揉足背、足心、足趾，可以重点按摩足部一些穴位，如涌泉穴等。

（3）为维持水温，可边洗边加热水，浸泡 20~30 分钟为宜。

（4）擦洗干净（注意洗净趾缝），用专用毛巾擦干足部。

【注意事项】

1. 擦洗过程中，动作要轻柔。

2. 注意水温不要太高，以免烫伤。

学习单元 2　为老年人沐浴

了解老年人沐浴的注意事项
掌握老年人沐浴的种类
能够协助老年人淋浴、盆浴
能够熟练地为老年人进行床上擦浴

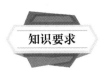

一、老年人身体清洁的目的

通过对身体表面的清洗及揉搓，可达到消除疲劳、促进血液循环、改善睡眠、提高皮肤新陈代谢和增强抗病能力的目的。勤洗澡是保持个人卫生的基本要求，但对上了年纪的老年人来说，过频洗浴却可能造成伤害。老年人一般冬天一周洗澡一次就够了，春秋天以一周两次为宜。夏天天热出汗多，如果是体质较胖、皮脂腺分泌旺盛、出汗较多的老年人，洗澡次数可适当增多。

二、老年人沐浴的种类

老年人沐浴的种类主要包括以下三种：

1. 淋浴

淋浴是一种最普遍的洗澡方式，即洗澡时使用喷头淋湿全身进行洗浴的方法。淋浴具有水体清洁、方便清洗、占地面积小、可调节水温等优点，是值得大力提倡的沐浴方式。如果老年人行动不便，在浴室中较难护理，就不建议洗淋浴。

2. 盆浴

盆浴即在浴缸或浴盆中放入水，人泡在水里进行沐浴的方法。盆浴比较适合老年人，也是进行各种保健浴的主要方式。盆浴有助于放松身心，加速血液循环。要特别注意防止因特殊的身体状况导致老年人晕澡，也要防止老年人进出浴缸滑倒摔伤。老年人盆浴时，要有人在身旁辅助。

3. 床上擦浴

床上擦浴是针对卧床、行动不便的老年人，在床上使用浸湿的毛巾按照由上至下的顺序擦拭全身，达到清洁身体目的的方法。擦浴时应注意保暖，每次只暴露擦洗的部位，沿肌肉走向擦洗，仔细擦净颈部、耳后、腋窝、腹股沟等皮肤皱褶处。擦洗后应根据情况及时为老年人更换干净的衣裤及床单。

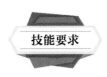

技能要求

协助老年人淋浴

【操作准备】

1. 检查老年人有无异常

老年人如有身体非常虚弱、心跳加快、呼吸困难、发烧等情况，应避免沐浴。

2. 环境准备

环境整洁，关闭门窗，放好洗澡椅，地面放置防滑垫。调节浴室温度为24~26 ℃，尽量缩小浴室和卧室的温差。

3. 护理员准备

护理员更换防水衣裤，洗净双手。

4. 物品准备

准备淋浴设施、毛巾1条、浴巾1条、浴液1瓶、洗发液1瓶、清洁的衣裤1套、梳子1把、洗澡椅1把（见图6—3）、防滑拖鞋1双及防滑垫1块，必要时备吹风机1个。

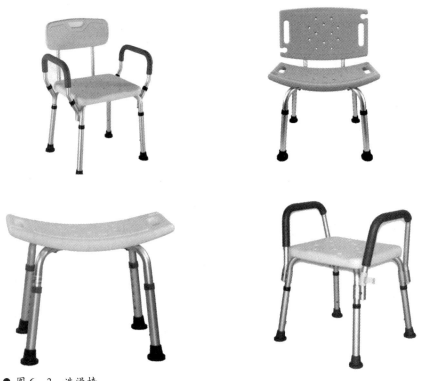

● 图6—3 洗澡椅

【操作步骤】

步骤1 沟通

护理员与老年人进行充分的沟通，征得老年人同意后，备齐用物。搀扶

（或用轮椅运送）老年人穿着防滑拖鞋进入浴室。

步骤2 坐稳洗浴

（1）调节水温。先开冷水开关，再开热水开关（单把手开关由冷水向热水一侧调节），调节水温到40℃左右为宜（伸手触水，温热不烫手）。

（2）护理员协助老年人脱去衣裤（一侧肢体活动障碍时，应先脱健侧，再脱患侧），搀扶老年人在洗澡椅上坐稳，叮嘱老年人双手握住洗澡椅扶手。

（3）洗发。护理员叮嘱老年人身体靠紧椅背，头稍后仰，手持花洒淋湿头发，为老年人涂洗发液，双手指腹揉搓头发、按摩头皮（力量适中，揉搓方向由发际向头顶部），同时观察并询问老年人有无不适；再用花洒将洗发液全部冲洗干净；关闭淋浴器开关，并用毛巾擦干面部及头发。

（4）清洗身体。手持花洒淋湿老年人身体，由上至下涂抹浴液，涂擦颈部、耳后、胸腹部、双上肢、背部、双下肢，然后擦洗会阴及臀下、双足，轻轻揉搓老年人肌肤；最后护理员冲净双手，取少量浴液为老年人清洁面部，再用花洒将面部及全身浴液冲洗干净，如图6—4所示；清洗完毕后关闭淋浴器开关。

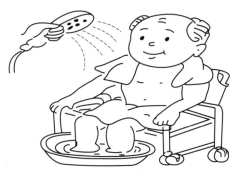

● 图6—4 坐稳洗浴

步骤3 擦干更衣

（1）护理员用毛巾迅速擦干老年人面部及头发，用浴巾包裹老年人身体。

（2）协助老年人更换清洁的衣裤（一侧肢体活动障碍时，应先穿患侧，再穿健侧），搀扶（或用轮椅运送）老年人回屋休息。

步骤4 整理用物

护理员将用物放回原处，开窗通风；擦干浴室地面，清洗浴巾、毛巾及老年人换下的衣裤。

【注意事项】

1. 老年人身体状况较好，要求单独洗浴时，浴室不要锁门，可在门外把手上悬挂示意标牌。护理员应经常询问老年人是否需要帮助。

2. 浴室地面应放置好防滑垫，叮嘱老年人穿着防滑拖鞋，以防老年人滑倒。

3. 先调节水温再协助老年人洗浴。调节水温时，先开冷水后开热水。

4. 老年人淋浴时间不可过长，水温不可过高，以免发生头晕等不适。

5. 淋浴应安排在老年人进食1小时之后，以免影响消化吸收。

6. 淋浴过程中，随时询问和观察老年人的反应，如有不适，应迅速结束操作，并告知专业医护人员。

协助老年人盆浴

【操作准备】

1. 检查老年人有无异常

老年人如有身体非常虚弱、心跳加快、呼吸困难、发烧等情况，应避免沐浴。

2. 环境准备

环境整洁，调节浴室温度为24~26℃。浴盆中放水至1/3~1/2满，水温为40℃左右（手伸进水中，温热不烫手），浴盆内放置防滑垫。关闭门窗，地面放置防滑垫。

3. 护理员准备

护理员更换防水衣裤，洗净双手。

4. 物品准备

准备浴盆设施、毛巾两条、浴巾1条、浴液1瓶、洗发液1瓶、清洁的衣裤1套、梳子1把、座椅1把，必要时备吹风机1个。

【操作步骤】

步骤1　沟通

评估老年人身体状况、疾病情况，判断是否适宜盆浴。征得老年人同意后，备齐用物。搀扶（或用轮椅运送）老年人穿着防滑拖鞋进入浴室。

步骤 2　脱衣洗浴

（1）护理员协助老年人脱去衣裤（一侧肢体活动障碍时，应先脱健侧，再脱患侧），搀扶老年人进入浴盆坐稳，叮嘱老年人双手握住扶手或盆沿。

（2）洗发。护理员叮嘱老年人头稍后仰，手持花洒淋湿头发，为老年人涂洗发液，双手指腹揉搓头发、按摩头皮（力量适中，揉搓方向由发际向头顶部）；同时观察并询问老年人有无不适；再用花洒将洗发液全部冲洗干净。

（3）清洗身体。浸泡身体后放掉浴盆中的水，由上至下涂抹浴液，涂擦颈部、耳后、胸腹部、双上肢、背部、双下肢，然后擦洗会阴及臀下、双足，轻轻揉搓老年人肌肤；最后护理员冲净双手，取少量浴液为老年人清洁面部，再用花洒将面部及全身浴液冲洗干净，关闭淋浴器开关。

步骤 3　擦干更衣

（1）护理员用毛巾迅速擦干老年人面部及头发，用浴巾包裹身体，协助老年人出浴盆。

（2）擦干老年人身体，让其坐在浴室座椅上，协助老年人更换清洁的衣裤（一侧肢体活动障碍时，应先穿患侧，再穿健侧），搀扶（或用轮椅运送）老年人回屋休息。

步骤 4　整理用物

护理员将用物放回原处，开窗通风；刷洗浴盆，擦干浴室地面，清洗浴巾、毛巾及老年人换下的衣裤。

【注意事项】

1. 浴盆内应放置防滑垫，以防老年人滑倒。

2. 老年人盆浴时间不可过长，水温不可过高，水量不可过多，以免引起不适。

3. 协助老年人盆浴时，随时询问和观察老年人的反应，如有不适，应迅速结束操作，告知专业医护人员。

为老年人进行床上擦浴

【操作准备】

1. 环境准备

环境整洁，将卧室温度调节为 24~26 ℃。关闭门窗，遮挡屏风。

2. 护理员准备

护理员服装整洁，洗净双手。

3. 老年人准备

老年人平卧于床上。

4. 物品准备

准备脸盆 3 个（身体、臀部、脚）、毛巾 3 条（身体、臀部、脚）、方毛巾 1 条、浴巾 1 条、浴液 1 瓶、橡胶单 1 块、清洁的衣裤 1 套、暖瓶 1 个、污水桶 1 个、橡胶手套 1 副，必要时备屏风等。备齐用物携至床旁（多人同住一室时，用屏风遮挡）。

【操作步骤】

步骤 1 沟通

评估老年人身体状况、疾病情况，判断是否适宜床上擦浴。对神志清楚的老年人应征得其同意，以取得配合。

步骤 2 顺序擦浴

协助老年人脱去衣裤，盖好被子。

（1）擦洗面部（详见"学习单元 1 为老年人洗脸、洗脚"）。将浴巾覆盖在枕巾及胸前被子上。为老年人擦洗眼睛、面部及颈部。

（2）擦拭手臂。暴露老年人近侧手臂，护理员将浴巾半铺半盖于手臂。方毛巾包裹在手上。方毛巾包裹方法为：方毛巾的左右两边绕开拇指折向手心，前端下垂部分对齐折向手掌，并披于掌根毛巾边缘内（见图 6—5）。方毛巾包好后涂上浴液，掀开浴巾，由前臂向上臂擦拭（见图 6—6）。擦拭后用浴巾遮盖，洗净方毛巾。同样手法擦拭上

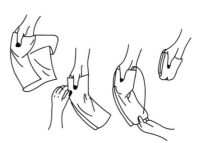

● 图 6—5 方毛巾包手法

臂，再用浴巾包裹沾干手臂上的湿气，用被子盖严手臂，用同样手法擦拭另一侧手臂。将水盆放在浴巾上，协助老年人洗手并擦干，如图 6—7 所示。

（3）擦拭胸部。护理员将老年人的被子向下折叠暴露胸部，用浴巾遮盖胸部。洗净方毛巾包裹在手上，涂上浴液，掀开浴巾，由上向下擦拭胸部及两侧（见图 6—8），注意擦净皮肤皱褶处（如腋窝、女性乳房下垂部位），

擦拭后用浴巾遮盖，洗净方毛巾，用同样手法擦净胸部浴液，再用浴巾沾干胸部湿气。

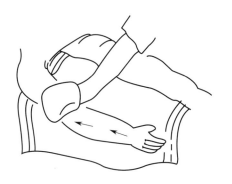

● 图6—6　擦拭手臂　　　　　● 图6—7　洗手

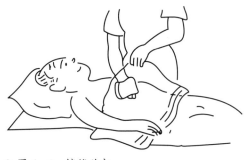

● 图6—8　擦拭胸部

（4）擦拭腹部。护理员将老年人的被子向下折至大腿上部，用浴巾遮盖胸腹部。洗净方毛巾包裹在手上，涂上浴液，掀开浴巾下角暴露腹部，顺时针螺旋形擦拭腹部及两侧腰部，擦拭后浴巾遮盖，洗净方毛巾，用同样手法擦净腹部浴液，再用浴巾沾干腹部湿气，盖好被子。

（5）擦拭背部和臀部。护理员协助老年人翻身侧卧，背部朝向护理员，将被子向上折起暴露背部和臀部。浴巾铺于背臀下，向上反折遮盖背部和臀部。洗净方毛巾包裹在手上，涂上浴液，掀开浴巾暴露背部和臀部，由腰骶部沿脊柱向上擦洗至肩颈部，再螺旋向下擦洗背部一侧，用同样方法擦洗另一侧。分别环形擦洗两侧臀部，擦拭后用浴巾遮盖，洗净方毛巾，用同样手法擦净背臀部浴液，再用浴巾沾干背部和臀部湿气。撤去浴巾，协助老年人取平卧位，盖好被子。

（6）擦洗下肢。暴露老年人一侧下肢，用浴巾半铺半盖。洗净方毛巾并包裹在手上，涂浴液，掀开浴巾，暴露下肢，一手扶住老年人下肢的踝部呈屈膝状，另一手由小腿向大腿方向进行擦洗。擦拭后用浴巾遮盖，洗净方毛巾，用同样手法擦净下肢浴液，再用浴巾擦干下肢。用同样手法擦洗另一侧下肢。在上述操作过程中，边擦拭边观察老年人有无不适，并随时添加热水保持水温，更换清水。

（7）清洗足部。护理员更换水盆（脚盆），将40~45℃温水盛装至水盆的1/2处。将老年人被子的被尾向左侧掀开暴露双足，取软枕垫在老年人膝下支撑。足下铺橡胶单，水盆放在橡胶单上，将老年人左足在水中浸湿，抬起涂擦浴液并揉搓，再放入水盆中浸泡，如图6—9所示，擦洗干净（注意洗净趾缝），用专用毛巾擦干足部，如图6—10所示，放入被子内。用同样手法清洗右侧足部。清洗完成后撤去水盆、橡胶单，盖好被子。

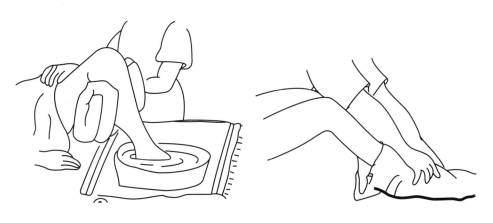

● 图6—9　清洗足部　　　　　　　● 图6—10　擦干足部

（8）擦洗会阴。护理员更换水盆（专用盆），盛装40~45℃温水。一手托起老年人臀部，一手铺垫橡胶单和浴巾（也可以协助老年人侧卧，铺垫橡胶单和浴巾，再协助老年人平卧），戴好橡胶手套，将专用毛巾浸湿拧干。

老年女性：擦洗由阴阜向下至尿道口、阴道口、肛门，边擦洗边转动毛巾，清洗毛巾后，分别擦洗两侧腹股沟部位，如图6—11所示。

老年男性：擦洗顺序为尿道外口、阴茎、阴囊、腹股沟和肛门。随时清洗毛巾，直至清洁无异味。

撤去橡胶单和浴巾，协助老年人更换清洁的衣裤。为老年人盖好被子，开窗通风。

步骤3 整理用物

护理员将用物放回原处，刷洗水盆，擦干地面水渍，清洗浴巾、毛巾及老年人换下的衣裤。

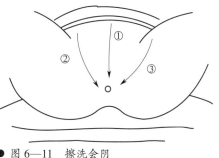

● 图6—11 擦洗会阴

【注意事项】

1. 擦浴过程中，动作要轻稳，老年人身体暴露部位要及时遮盖，以防着凉。

2. 随时更换温水，注意调整水温。

3. 擦洗过程中，观察老年人反应，如出现寒颤、面色苍白等情况，要立即停止擦浴，进行保暖，通知专业医护人员。

4. 清洗会阴部、足部的水盆和毛巾要分开单独使用。

学习单元3 为老年人进行口腔清洁和口腔护理

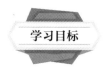

了解老年人口腔清洁的重要性
掌握老年人保持口腔健康的方法
熟悉老年人常见的口腔健康问题
能够为老年人进行口腔护理

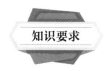

一、老年人口腔清洁的意义

口腔是病原微生物侵入人体的主要途径之一。口腔内的温度、湿度和食物残渣适宜微生物的生长繁殖。正常人的口腔内存有大量的致病性和非致病性微生物。当身体处于健康状态时，机体抵抗力强，每天饮水、进食、刷牙和漱口等活动，对微生物具有一定的清除作用，通常不会出现口腔健康问题。但是，当老年人患病时，由于其机体抵抗力降低，饮水、进食、刷牙、漱口等活动减少，口腔内的微生物得以大量繁殖，常常会引起口腔炎症、溃疡，继发腮腺炎、中耳炎等并发症；同时，还可引起口臭、龋齿，从而影响老年人的自我形象，影响食欲及消化功能。因此，保持口腔清洁对老年人十分重要。

世界卫生组织制定的老年人口腔健康的标准具体包括 5 项：牙齿要清洁；没有龋洞；没有疼痛感；牙龈的颜色应该是正常的粉红色；没有出血的现象。

二、老年人保持口腔健康的方法

1. 保持口腔卫生，每天坚持早晚刷牙、饭后漱口。

2. 选择刷毛硬度适中的牙刷，定期（不超过 3 个月）更换牙刷，使用正确的刷牙方法。

3. 经常按摩牙龈。用洗干净的手指直接在牙龈上按摩，按摩时按压和旋转运动相结合，重复 10~20 次，牙龈的外面和里面都应进行按摩。

4. 经常叩齿。叩齿能够促进下颌关节、面部肌肉、牙龈和牙周的血液循环，叩齿能锻炼牙周围的软硬组织，并坚固牙齿。

5. 定期到医院进行口腔检查。牙痛要请医生帮助查明原因，对症治疗。

6. 戴有义齿的老年人进食后、睡前应将义齿清洁干净。睡前将义齿摘下，放入清水中浸泡，定期用专用清洁剂进行清洗。

7. 改掉不良嗜好，如吸烟、用牙齿拽东西、咬硬物等。合理营养、补充牙齿所需的钙、磷等，少吃含糖食品，多吃新鲜蔬菜，增加牛奶和豆制品的摄入量。全身健康也可促进牙齿健康。

三、老年人常见的口腔健康问题

1. 龋齿

老年人牙齿表面出现龋洞，应及时寻求牙科医生帮助，并使用含有氟化物的牙膏刷牙，以减少蛀牙。

2. 牙过敏症

牙齿失去牙釉质保护，在进食冷、热食物或饮料时出现牙酸、牙痛。牙齿过敏可使用有防过敏功能的牙膏，或者及时寻求牙医帮助。

3. 老年常见病影响口腔健康

糖尿病、冠心病的某些症状会表现为牙龈出血、牙痛等。老年人看牙医时应全面诉说身体健康问题，以利于疾病的诊断和治疗。

4. 义齿带来的问题

许多老年人佩戴义齿，若义齿未妥善进行清洁护理与存放，易造成义齿的损坏，不但影响佩戴，也易造成口腔疾患。长期佩戴义齿的老年人还应注意每半年做一次口腔检查。

四、口腔护理常用溶液

表6—1　口腔护理常用溶液

药名	浓度	作用
氯化钠溶液（生理盐水）	0.9%	清洁口腔，预防感染（最常用）
复方硼砂溶液（朵贝尔）	1%~3%	轻度抑菌，除臭
过氧化氢溶液	1%~3%	防腐、防臭，适用于口腔感染有溃烂、坏死组织者
碳酸氢钠溶液	1%~4%	属碱性溶液，用于真菌感染
氯己定溶液（洗必泰溶液）	0.01%	清洁口腔，广谱抗菌
呋喃西林溶液	0.02%	清洁口腔，广谱抗菌
醋酸溶液	0.1%	适用于铜绿假单胞菌感染（绿脓杆菌）
硼酸溶液	2%~3%	酸性防腐溶液，有抑制细菌的作用，清洁口腔
甲硝唑溶液	0.08%	适用于厌氧菌感染

五、老年人口腔清洁及护理方法

1. 自理、半自理的老年人口腔清洁方法

自理老年人及上肢功能良好的半自理老年人可以通过漱口、刷牙的方法清洁口腔。

2. 不能自理的老年人口腔清洁方法

不能自理的老年人需要护理员协助做好口腔清洁，采用棉棒擦拭法。对于体弱、卧床、牙齿脱落，但意识清楚的老年人，也可通过漱口达到清洁口腔的目的。对于生活完全不能自理、有疾病（如高热、禁食、留置鼻饲管等）的老年人需要护理员进行口腔护理。

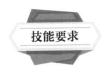

技能要求

协助老年人刷牙

【操作准备】

1. 环境准备

室内环境清洁，温、湿度适宜。

2. 护理员准备

护理员服装整洁，洗净双手。

3. 老年人准备

老年人取坐位。

4. 物品准备

准备牙刷 1 把、牙膏 1 支、漱口杯 1 个、毛巾 1 条、橡胶单（或塑料布）1 块、脸盆 1 个，必要时备润唇油 1 支。

【操作步骤】

步骤 1　沟通

向老年人解释操作目的，以取得老年人的配合。

步骤 2　摆放体位

协助老年人取坐位，将橡胶单铺在老年人面前，放稳脸盆。

步骤 3　指导刷牙

（1）在牙刷上挤好牙膏，水杯中盛清水 2/3 满。递给老年人水杯及牙刷，叮嘱老年人身体前倾，先饮一小口水漱口，湿润口腔，再进行刷牙。

（2）正确的刷牙方法为：上牙从上向下刷（见图6—12），下牙从下向上刷，刷洗牙齿内侧面（见图6—13）；来回（或螺旋形）刷洗牙齿咬合面（见图6—14）。还可用刷毛轻轻按摩牙龈。

（3）刷牙时间不少于3分钟。刷牙完毕，含水再次漱口。

（4）最后，用毛巾擦净老年人口角水。

（5）必要时为老年人涂擦润唇油。

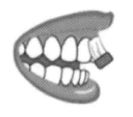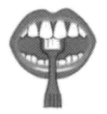

● 图6—12　上牙从上向下刷

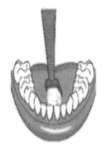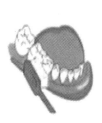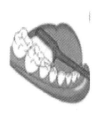

● 图6—13　下牙从下向上刷，刷洗牙齿内侧面

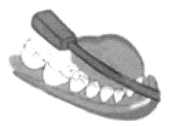

● 图6—14　来回（或螺旋形）

刷洗牙齿咬合面

步骤4　整理用物

撤去用物，根据老年人需要，保持坐位或变换其他体位。

【注意事项】

1. 脸盆放稳，避免打湿床铺。

2. 刷牙时叮嘱老年人动作轻柔，以免损伤牙龈。

协助老年人漱口

【操作准备】

1. 环境准备

室内环境清洁，温、湿度适宜。

2. 护理员准备

护理员服装整洁，洗净双手。

3. 老年人准备

老年人平卧于床上。

4. 物品准备

准备水杯 1 个、吸管 1 根、弯盘或小碗 1 个、毛巾 1 条，必要时备润唇油 1 支。

【操作步骤】

步骤 1　沟通

向老年人解释操作目的，以取得老年人的配合。

步骤 2　摆放体位

协助老年人取侧卧位，抬高头胸部；或半坐卧位，头面部侧向护理员。将毛巾铺在老年人颌下及胸前部位，避免水渍打湿枕巾、被褥。将弯盘或小碗置于口角旁。

步骤 3　协助漱口

水杯内盛接清水 2/3 满，递到老年人口角旁，指导其直接含饮或用吸管吸引漱口水至口腔后闭紧双唇，用一定力量鼓动颊部，使漱口水在牙缝内外来回流动冲刷；倾吐漱口水至口角边的弯盘或小碗中，反复多次直至口腔清爽；用毛巾擦干口角水痕，必要时为其涂擦润唇油。

步骤 4　整理用物

整理床单位，清理用物，放回原处。

【注意事项】

1. 每次含漱口水的量不可过多，避免老年人发生呛咳或误吸。

2. 卧床老年人漱口时，口角边垫好毛巾避免打湿被服。

使用棉棒为老年人清洁口腔

【操作准备】

1. 环境准备

环境整洁，温、湿度适宜。

2. 护理员准备

护理员服装整洁，洗净并温暖双手，必要时戴口罩。

3. 老年人准备

老年人平卧于床上。

4. 物品准备

准备漱口杯 1 个、大棉棒 1 包、毛巾 1 条、污物碗 1 个，必要时备润唇油 1 支。

【操作步骤】

步骤 1　沟通

向老年人解释操作目的，以取得老年人的配合。

步骤 2　摆放体位

备齐用物，携至床旁，协助老年人取侧卧位或平卧位，头偏向一侧（朝向护理员），如图 6—15 所示。毛巾铺在老年人颌下及胸前，污物碗置于枕边。

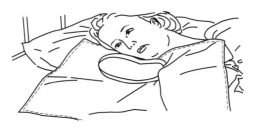

● 图 6—15　摆放体位

步骤 3　擦拭口腔

（1）每次取一根棉棒蘸适量漱口水擦拭口腔一个部位。首先湿润口唇；

叮嘱老年人牙齿咬合，擦拭牙齿外侧面（由内而外纵向擦拭至门齿）；叮嘱老年人张开口腔，分别擦拭牙齿各内侧面、咬合面；轻轻按压牙龈；分别擦拭两侧颊部；最后逐步擦拭上颚、舌面、舌下。

（2）叮嘱老年人再次张口，检查口腔是否擦拭干净。

（3）用毛巾擦净老年人口角水痕。

（4）必要时为老年人涂擦润唇油。

步骤 4　整理用物

撤去用物，整理床单位。

【注意事项】

1. 棉棒蘸水后在杯壁上轻轻挤压，以免与牙齿接触后，漱口水挤出，流入气管引起呛咳。

2. 一个棉棒只可使用一次，不可反复蘸取漱口水使用。

3. 擦拭上腭及舌面时，位置不可以太靠近咽部，以免引起老年人恶心、不适。

为老年人进行口腔护理

【操作准备】

1. 环境准备

室内环境清洁，温、湿度适宜。

2. 护理员准备

护理员服装整洁，洗净双手。

3. 老年人准备

老年人平卧于床上。

4. 物品准备

准备一次性口护包（弯盘2个、镊子2把、棉球若干、压舌板1根、垫巾1条）、手电筒1把，必要时备润唇油1支，选择合适的口腔护理溶液，如图6—16所示。

【操作步骤】

步骤 1　沟通

向老年人解释操作目的，以取得老年人的配合。了解其身体状况能否配合

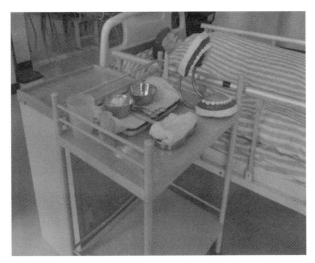

● 图6—16 为老年人进行口腔护理的物品准备

口腔护理。

步骤2 摆放体位

（1）护理员将物品置于便于使用的位置。协助老年人取侧卧位或平卧位，头偏向一侧，面朝向护理员，将毛巾铺在老年人颈下及胸前，如图6—17所示。

（2）护理员将棉球点数后放于治疗碗中用溶液浸湿，如图6—18所示。把弯盘置于老年人口角边。

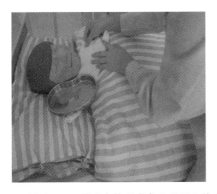

● 图6—17 将毛巾垫于老年人颈下及胸前

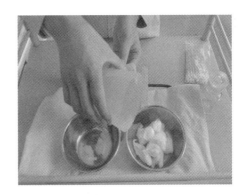

● 图6—18 棉球用溶液浸湿

步骤3 观察口腔

护理员叮嘱老年人张口，左手持压舌板伸入老年人口腔并向下压舌体，右手持手电筒照射老年人口腔。观察老年人口腔内有无牙龈出血、感染等情况，如图 6—19 所示。

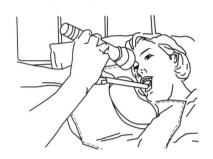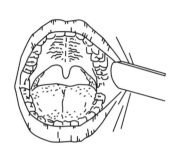

● 图 6—19 观察口腔

步骤 4 擦拭口腔

（1）护理员双手各执一把镊子，左手镊子夹取浸湿的干净棉，两只镊子绞棉球至不滴水为宜如图 6—20 所示，擦拭并湿润口唇如图 6—21 所示。

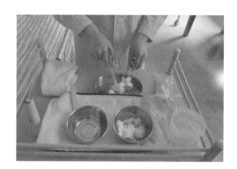

● 图 6—20 绞干棉球

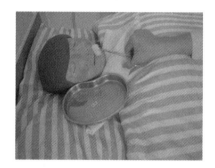

● 图 6—21 擦拭并湿润口唇

特别提示

接触口腔的镊子不可与夹取干净棉球的镊子相接触，以避免污染。

（2）护理员用右手镊子夹紧棉球进行擦拭。每个棉球擦拭口腔一个部位。擦拭顺序为：叮嘱老年人牙齿咬合，擦拭牙齿外侧面（由内而外纵向擦拭至门牙）；叮嘱老年人张开口腔，分别擦拭牙齿各内侧面及咬合面；轻轻按压牙龈；分别擦拭两侧颊部；最后逐步擦拭上颚、舌面、舌下。

（3）用毛巾擦净老年人口角水痕。

（4）必要时为老年人涂擦润唇油。

步骤5　整理用物

清点棉球数量，撤去用物。

【注意事项】

1. 擦洗时动作要轻柔，防止碰伤老年人口腔黏膜及牙龈。

2. 植物人或昏迷的老年人禁忌漱口，必要时使用张口器，张口器应从臼齿处放入，牙关紧闭者不可暴力助其张口。

3. 擦洗时要用镊子（或止血钳）夹紧棉球，每次一个，防止棉球遗留在口腔内。

学习单元4　为老年人摘戴及清洁义齿

了解老年人佩戴义齿过程中的注意事项
熟悉义齿的摘取和佩戴方法
掌握义齿清洗、存放的原则
能够为老年人摘戴、清洗义齿

义齿能够帮助老年人像正常人一样咀嚼食物，完成正常的进食，并可起到使形象美观的作用。爱护义齿，教会或协助老年人做好义齿的清洗，可增加义齿的使用寿命，提高老年人的生活质量。

一、义齿的概念和作用

义齿是牙齿脱落或拔除后镶补的假牙。义齿可以使老年人恢复咀嚼、发音等功能，并能保持形象美观。覆盖义齿是指义齿的基托覆盖并支持在已经治疗的牙根与牙冠上的一种全口义齿或可摘局部义齿。上义齿的底座要覆盖上腭（口腔的顶部），下义齿的底座则是马蹄形。

二、老年人佩戴义齿的注意事项

1. 老年人佩戴义齿时要注意经常清洗义齿，保持洁净。

2. 佩戴义齿不宜吃太硬或黏性较大的食物，以防造成义齿损坏或脱落。

3. 全口义齿初戴时，咀嚼食物应由软到硬、由少到多，逐步适应，以免损伤口腔黏膜。

4. 定期复查，应每半年或一年到专业医院复查一次，确保义齿佩戴舒适。

三、义齿的摘取和佩戴方法

1. 应在每次进食后及晚睡前取下并清洗义齿，也可让口腔组织得到休息。

2. 摘取、佩戴义齿时，均不可用力太猛，以免造成义齿卡环的折断、变形，同时损伤牙龈。

3. 上下均有义齿时，一般先摘取上面，再摘取下面。

四、义齿清洗、存放原则

1. 应在流动的清水下刷洗义齿。

2. 用义齿专用清洗液浸泡、清洗义齿，可消除义齿牙缝、牙面的牙垢，减少菌斑附着，最后用清水冲净。

3. 不能用热水浸泡义齿，以免造成义齿变形；不能用乙醇擦洗义齿，会使义齿产生裂纹；不能用坚硬毛刷刷义齿，否则易损伤义齿表面结构。

4. 义齿应放在清洁的冷水杯中保存。

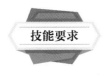

技能要求

为老年人摘戴义齿

【操作准备】

1. 环境准备

环境整洁，温、湿度适宜。

2. 护理员准备

护理员服装整洁，洗净并温暖双手，必要时戴口罩。

3. 老年人准备

老年人取坐位或卧位。

4. 物品准备

准备水杯1个、纱布数块。

【操作步骤】

步骤1　沟通

向老年人解释操作目的，以取得老年人的配合。

步骤2　摘取义齿

护理员叮嘱老年人张口，一手垫纱布轻轻拉动义齿基托将义齿取下。上牙轻轻向外下方拉动，下牙轻轻向外上方拉动。上下均为义齿时，先摘取上方，再摘取下方。清洗义齿后将其放于清洁的冷水杯中存放。

步骤3　佩戴义齿

护理员将义齿在自来水下刷洗及充分冲洗后（见图6—22），放于老年人床头桌上，叮嘱老年人张口，一手垫纱布取义齿，轻轻上推义齿基托，将义齿戴上，如图6—23所示。叮嘱老年人上下齿轻轻咬合数次，使义齿与口腔组织完全吻合。

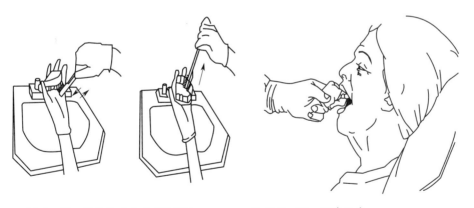

● 图6—22　将义齿在自来水下刷洗　　　● 图6—23　佩戴义齿

【注意事项】

1. 如老年人意识不清，应将义齿取下，刷洗干净，放于清洁的冷水杯内保存。

2. 义齿不可浸泡在热水、乙醇中。

3. 佩戴义齿的老年人不宜咀嚼过硬或过黏的食物。

4. 摘戴义齿时，不可用力过大，以免损伤牙龈。摘取不下来时可轻推卡环。

5. 佩戴义齿时，叮嘱老年人不要用力咬合，以防卡环变形或义齿折断。

为老年人清洁义齿

【操作准备】

1. 环境准备

环境整洁，温、湿度适宜。

2. 护理员准备

护理员服装整洁，洗净双手。

3. 物品准备

准备义齿、水杯1个、软毛牙刷1把、自来水设备、义齿清洗剂或清洁片、纱布数块。

【操作步骤】

步骤1 刷洗义齿

护理员在晚间或老年人睡前协助其取下义齿，放置于水杯中，打开水龙头，左手垫纱布捏住义齿，右手用牙刷刷去义齿上的食物残屑并冲洗干净。

步骤2 浸泡义齿

护理员刷洗水杯，取义齿清洗液5~10 mL倒入杯中，加入温水至液面浸没义齿。若未使用义齿清洗液可直接在水杯中盛装清洁的冷水，将义齿浸泡其中，如图6—24所示。

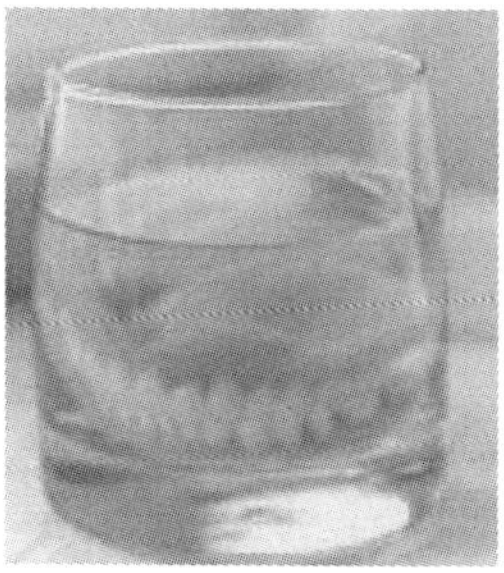

步骤3 冲刷义齿

次日将头天晚上浸泡的义齿用流动水冲洗，同时用牙刷刷去义齿上的浮垢至清洁，再协助老年人佩戴义齿。

【注意事项】

1. 刷洗义齿的牙刷刷毛不可太过坚硬，以免损伤

● 图6—24 浸泡义齿

义齿表面。

2. 义齿的各个面均应刷洗干净。

学习单元 5　为老年人进行会阴清洁

熟悉为老年人冲洗会阴的目的

能够为老年人在床上冲洗会阴

会阴部是最容易受污染的部位，如果会阴部不干净，不仅有恶臭味，还会引起感染。所以，会阴部需要经常清洗，以防止感染。由于会阴部是隐私部位，有的老年人会觉得害羞。因此，清洗时要事先准备好屏风或其他遮挡物遮住别人的视线。

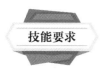

为老年人冲洗会阴部

【操作准备】

1. 环境准备

环境整洁，将室内温度调节为 24～26℃，将冲洗壶内水温调节为 40℃ 左右（手伸进水中，温热不烫手）。关闭门窗，遮挡屏风。

2. 护理员准备

护理员服装整洁，洗净双手。

3. 老年人准备

老年人平卧于床上。

4. 物品准备

准备冲洗壶1个（内盛40~45℃温水）、专用毛巾1~2条、一次性橡胶手套1副、一次性尿垫1张、浴巾1条、便盆1个、屏风1个。

【操作步骤】

步骤1 沟通

护理员向老年人解释会阴冲洗的目的及方法，以取得配合。

步骤2 摆放体位

护理员掀开老年人近侧被子下端，一手托起老年人臀部，一手铺垫橡胶单（或防水布），并在臀下放置便盆（也可以协助老年人侧卧，铺垫橡胶单和放置便盆，再协助老年人平卧），戴好橡胶手套，协助老年人取仰卧屈膝位，用被子盖严远侧下肢，浴巾遮盖近侧肢体。

步骤3 冲洗、擦干会阴

护理员戴好橡胶手套，一手持冲洗壶，一手拿毛巾，边冲边擦洗会阴部。

老年女性：冲洗擦洗顺序为由阴阜向下至尿道口、阴道口、肛门，用毛巾分别擦洗两侧腹股沟部位，擦干会阴部。

老年男性：冲洗擦洗顺序为尿道外口、阴茎、阴囊、腹股沟和肛门。随时清洗毛巾，直至清洁无异味。

撤去橡胶单和便盆，用毛巾擦干会阴部并检查会阴部皮肤状况，摘下一次性橡胶手套，撤下浴巾，为老年人盖好被子。需要时铺上一次性尿垫。协助老年人更换清洁的衣裤。为老年人盖好被子，开窗通风。

步骤4 整理用物

整理床单位，倾倒便盆，刷洗消毒备用。用物放回原处。洗净毛巾，晾干备用。

【注意事项】

1. 操作前护理员要洗净双手。

2. 便盆不可硬塞于老年人臀下，以免挫伤骶尾部皮肤。

3. 冲洗时缓慢倒水，避免打湿被褥。

4. 擦拭的毛巾应专用。

学习单元6 老年人头发的梳理与清洁

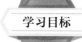

了解老年人头发养护的方法
熟悉老年人洗发的要求
能够为老年人做好坐位洗发、床上洗发
能够为老年人灭头虱、虮

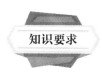

一、老年人日常头发的梳理

梳头不仅能改善人的精神面貌，还有一定的保健作用。梳子可以刺激头皮神经末梢，通过大脑皮层调节头部神经功能，松弛头部神经紧张状态，促进血液循环。经常梳理头发，不但可以加快头发根部的血液循环，起到坚固发根的作用，还能起到醒脑提神、防止大脑衰退、增强记忆力的作用。

1. 老年人梳子的选择

在各类梳子中，以竹制的密齿梳子为最好，牛角梳子和木梳子次之，塑料梳子最差。塑料梳子容易产生静电，吸附灰尘污物，对头发和皮肤产生损伤。天然竹制及木质的梳子尤其适合疏通经络。在养护头发方面，宽齿梳、插齿梳或具有弹性的护发梳能确保梳头有力度而又不伤头发。此外，梳齿不要太尖利，以免把老年人的头皮划破。

2. 老年人梳头的方法

老年人一夜醒来，头发凌乱，不可以用力、粗鲁地从上到下一次性用力梳发，否则很容易扯断头发、伤到头皮。正确的做法应该是：先抓住头发中段，把发梢先慢慢梳开，然后再从头皮往下将头发梳理整齐。老年人可在每天早晨起床后和晚上睡觉前各梳头一次。老年人在梳头时不可用力过大，更不可硬拉，只要用梳齿轻轻地接触头皮即可，以免损伤头部的毛囊或划伤皮肤。

二、为老年人洗发

1. 老年人洗发的方法

为老年人洗发有很多种方法，可以前倾，可以后仰，老年人洗发多采取坐位洗发和卧床洗发的方法。后仰洗发容易造成老年人头部椎动脉受压，直接影响脑部的供血流量，时间久了会导致脑供血不足，从而引起头晕、恶心、站立不稳等症状。有高血压、颈椎病的老年人尤其不宜仰着洗发。对于老年人而言，采用身体前倾的传统低头姿势更安全。但高血压患者要避免过长时间低头，淋浴时直立的洗发姿势较合适。

2. 老年人洗发的注意事项

老年人不要频繁洗发，建议一周洗发 2~3 次，但是如果头发很油，可适当增加洗发次数，因为油会让毛孔堵塞造成脱发。洗发水要选择柔和无刺激的，可以选择促进头皮血液循环的洗发水。老年人头皮对温度的刺激比较敏感，过冷或过热都会刺激人体血管，造成血管收缩异常。有糖尿病、高血压、动脉粥样硬化的老年人尤其要小心。水温太低，老年人易头痛、头晕；水温太高，则易导致老年人烫伤。洗头的水温以 40~45℃ 为宜。

三、老年人的头发养护

1. 保持乐观的精神

不良情绪对头发健康的影响很大。乐观的心态会促使人体分泌出大量的有益激素和乙酰胆碱酶等物质，这些物质可以把人体各个系统的功能调节到最佳状态，从而提高人体的免疫功能，达到美发、护发的作用。所以，老年人要经常保持乐观的心态。

2. 加强身体锻炼

老年人经常参加身体锻炼，能起到改善血液循环、增强体质的作用。只要体质增强了，头发的健康也就自然有了保障。

3. 多吃对头发有益的食品

对头发有益的食品主要包括：

（1）含碘类食品，主要有海带、紫菜等，碘可以使人的头发变得乌黑发亮。

（2）有助于头发合成黑色素的食品，主要有菠菜、西红柿、马铃薯、柿子等，这些食物中含有较多的铜、铁等元素，这些元素是头发合成黑色素时不可缺少的物质。

（3）有助于头发生长的食品，主要有大豆、花生、芝麻等，其中含有丰富的胱氨酸、甲硫氨酸等物质，这些物质是头发的重要成分。

（4）富含头发所需维生素的食品，主要有胡萝卜素、南瓜、鲜枣、卷心菜、糙米、草莓、柑橘等，这些食品中含有头发所需的各种维生素，常食用可降低头发变黄、变枯的概率。

4. 经常梳头

经常梳理头发，可以加快头发根部的血液循环。

5. 经常进行头部按摩

老年人应经常对头部进行按摩。其方法是：在每天早晨起床后、午休前和晚上睡觉前，用十指（稍屈）的指尖和指腹自额上发际开始，由前向后经头顶至脑后发际，边梳头边按摩头皮，每次按摩10~15分钟，然后再将两手向两边分开，按摩两鬓的皮肤，每次按摩5~10分钟。坚持按摩可以起到预防或减轻老年人脱发的作用。

6. 尽量减少染发、烫发的次数

频繁的染发、烫发会使发质受损，使头发易断裂，变得粗糙、易分叉。应以每年染、烫各一次为宜。老年人应将染发、烫发分开进行，二者之间最好相隔3个月以上，否则会给头发造成较大的损害。另外，老年人应减少使用吹风机吹发的频率，需要尽快吹干头发时，尽量用干毛巾吸干头发的水分，再使用吹风机将温度、风力调至中低挡位进行吹风，以减小对头发的损害。

四、灭头虱及虮

如发现被照料老年人有头虱及虮，应及时除灭。灭头虱、虮不但可解除老年人的痛苦，还能预防由头虱、虮所传染的疾病。

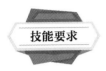

帮助老年人梳理头发

【操作准备】

1. 环境准备

环境整洁，温、湿度适宜。关闭门窗，必要时用屏风遮挡。

2. 护理员准备

护理员服装整洁，洗净双手。

3. 老年人准备

老年人平卧于床上或取坐位。

4. 物品准备

准备梳子 1 把、大毛巾 1 条、床旁椅子 1 把、垃圾桶 1 个。

【操作步骤】

步骤 1　沟通

护理员携带用物至老年人床旁，向老年人解释准备为其梳头，以取得配合。

步骤 2　协助梳头

老年人取坐位或卧位。

（1）坐位梳头发。护理员将毛巾围于老年人肩上将头发散开，左手压住发根，右手梳理头发至整齐（见图 6—25a）。头发较长不易梳通时，可分段梳理，先梳理末端发梢，再梳理头发的中部（见图 6—25b），最后梳到发根。梳理通顺后，再从发根梳理至发梢。最后，将毛巾卷起撤下。

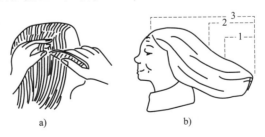

● 图 6—25　正确梳头的方法

a）左手压发根，右手梳头　b）头发较长时分段梳理

（2）卧位梳头发。护理员一手托起老年人头部，一手将毛巾铺在枕巾上。叮嘱并协助老年人头偏向一侧，梳理方法同前。梳完一侧，将头部转向另一侧，用同样方法梳理另一侧至整齐。护理员一手托起老年人头部，一手将毛巾卷起撤下。

步骤 3　整理用物

整理床单。抖落毛巾上的头屑及脱落的头发，洗净毛巾，晾干备用。

为老年人进行坐位洗发

【操作准备】

1. 环境准备

环境整洁，温、湿度适宜。关闭门窗，必要时用屏风遮挡。

2. 护理员准备

护理员服装整洁，洗净双手。

3. 老年人准备

老年人坐在椅子上。

4. 物品准备

准备毛巾 1 条、洗发液 1 瓶、梳子 1 把、脸盆 1 个、暖瓶 1 只、水壶 1 个（盛装 40~45℃温水）、方凳 1 个，必要时备吹风机 1 个。

【操作步骤】

步骤 1　沟通

向老年人解释操作目的，以取得老年人的配合。备齐用物，携用物至床旁。

步骤 2　摆放体位

协助老年人取坐位，颈肩围上毛巾，面前方凳上放置脸盆，叮嘱并协助老年人双手扶稳盆沿，低头闭眼，头部位于脸盆上方，如图 6—26 所示。

步骤 3　协助洗发

护理员一手持水壶缓慢倾倒，另一手揉搓头发至全部淋湿；头发上涂擦洗发液，双手指腹揉搓头发、按摩头皮（力量适中，揉搓方向由发际向头顶部），同时观察并询问老年人有无不适；一手持水壶缓慢倾倒，另一手揉搓头发至洗发液全部冲洗干净。

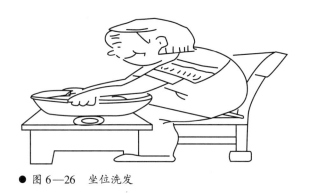

● 图6—26   坐位洗发

步骤4   擦干头发

取颈肩部毛巾擦干老年人面部及头发，必要时用吹风机吹干头发，将头发梳理整齐。

步骤5   整理用物

协助老年人上床休息，清理用物。

【注意事项】

1. 洗发过程中，观察并询问老年人有无不适，以便及时调整操作方法。

2. 注意室温、水温变化，及时擦干头发，防止老年人着凉。

3. 洗发操作轻柔，减少老年人的不适和疲劳。

为老年人进行床上洗发

【操作准备】

1. 环境准备

环境整洁，温、湿度适宜。关闭门窗，必要时用屏风遮挡。

2. 护理员准备

护理员服装整洁，洗净双手。

3. 老年人准备

老年人平卧于床上。

4. 物品准备

准备洗头器1个、毛巾1条、洗发液1瓶、梳子1把、暖瓶1个、水壶或水杯1个（盛装40~45℃温水）、污水桶1个，如图6—27所示，必要时备吹风机1个。

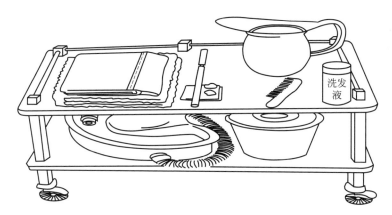

● 图6—27　床上洗发物品准备

【操作步骤】

步骤1　沟通

评估老年人身体状况、疾病情况，判断是否适宜床上洗头。向老年人解释操作目的，以取得配合。询问老年人是否需要便器，备齐用物，携带用物至床旁。

步骤2　放置洗头器

护理员一只手托起老年人头部，另一只手撤去枕头，放置洗头器，使老年人脖颈枕于洗头器凹槽上，洗头器排水管下接污水桶。在老年人颈肩部围上毛巾。

步骤3　床上洗发

（1）床上洗头器洗发。护理员一只手持水壶缓慢倾倒，另一只手揉搓头发至头发全部淋湿；头发上涂擦洗发液，双手指腹揉搓头发、按摩头皮（力量适中，揉搓方向由发际向头顶部），同时观察并询问老年人有无不适；揉搓完毕，一手持水壶缓慢倾倒温水，另一只手揉搓头发至洗发液全部冲洗干净，如图6—28所示。

（2）自制马蹄形垫洗发。操作方法同床上洗头器洗发。

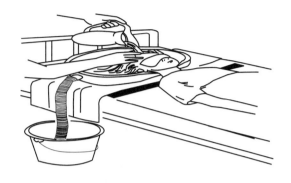

● 图6—28 用床上洗头器洗发

相关链接

自制马蹄形垫洗发

　　当条件有限时，可以自己制作一些简易装置，完成床上洗发操作。马蹄形垫的制作是将浴巾卷成筒状，外包塑料布再次卷起。取一块方形大塑料布平铺，浴巾卷放其上围成马蹄形，方形塑料布三个边角向内折，一角敞开形成水槽开口处用夹子夹闭。将该装置放于老年人头下，脖颈枕在隆起的浴巾筒上，操作方法同床上洗发器洗发，如图6—29、图6—30所示。

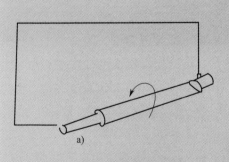
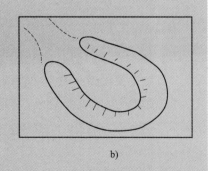

● 图6—29 马蹄形垫制作

a）将浴巾卷成筒状，外包塑料布   b）使用方塑料布形成水槽

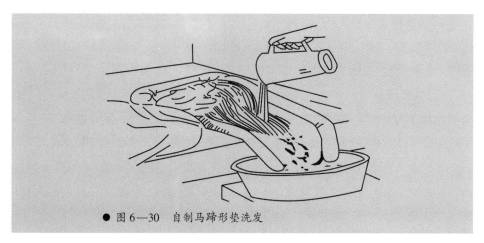

● 图6—30 自制马蹄形垫洗发

步骤4 擦干头发

护理员取下老年人颈肩部毛巾，擦干老年人面部水痕，再用毛巾包裹头部，撤去洗头器，充分擦干头发，垫好枕头。必要时用吹风机吹干头发。将头发梳理整齐。

步骤5 整理用物

整理床铺，倾倒污水，用物放回原处备用。

【注意事项】

1. 洗发过程中，观察并询问老年人有无不适，以便及时调整操作方法。

2. 注意室温、水温变化，及时擦干头发，防止老年人着凉。

3. 洗发操作轻柔，减少老年人的不适和疲劳。

4. 防止水流入老年人的眼、耳内或打湿被服。如果打湿，及时更换。

能为老年人灭头虱、虮

【操作准备】

1. 环境准备

环境整洁，温、湿度适宜。关闭门窗，必要时用屏风遮挡。

2. 护理员准备

护理员服装整洁，洗净双手。

3. 老年人准备

老年人平卧于床上或取坐位。

4. 物品准备

准备胶披肩1件、密齿梳及篦各1把、棉花及棉块若干、一盆清水用以浸梳、篦及沾湿棉块、灭头虱药—减虱液、浴帽、一次性橡胶手套、胶围裙、盛污物胶袋。

【操作步骤】

步骤1　为老年人披上胶披肩后，用药水把所有头发湿透，反复搓擦，让药水到达头皮，特别留意发根、发须、发缘、耳背及颈后头虱、虮喜欢的安居地。

步骤2　用洁净的毛巾或浴帽严实包裹住发缘以上的头部12小时以上再冲洗，趁头发仍湿时用密齿梳或篦子从发根起梳匀，篦去依附在头发上的死虱、虮，并洗头。如发现仍有活虱，需要重复以上操作直至将头虱、虮清杀干净。

步骤3　为照料者彻底更换衣裤、被服。更换下来的被服，可以焚烧，或用药液浸泡煮沸消毒处理。

【注意事项】

1. 搽药时，慎防入眼。

2. 切勿长期连续使用灭虱药，每周可用药一次，不得连续使用超过3个星期。如受照料者头发过长，可征询其同意将长发剪短，并将剪下的头发裹好后弃于垃圾桶内。

3. 与受照料老年人有紧密接触者，应同时接受治疗，杜绝交叉感染。

相关链接：

护理洗浴车洗发

护理洗浴车如图6—31所示。

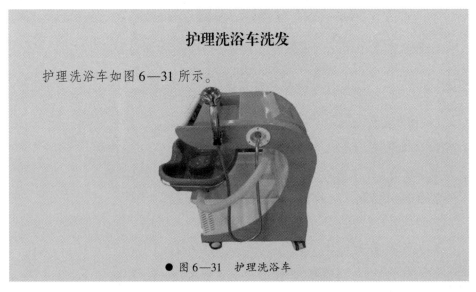

● 图6—31　护理洗浴车

操作方法如下：

步骤 1　加水加热

连接进水管，打开水龙头，开始加水，水位达到预置水位时，自动停止加水；关闭水龙头；连接电源，水温达到预置温度时，加热自动停止；关闭电源开关，拔掉电源。

步骤 2　洗发

将护理洗浴车推到老年人床旁，把脚踏开关放到合适位置，撤去枕头，将洗头盆放在老年人头下，污水排放管放置到排水口，踩动脚踏开关，温水从淋浴头上喷出，开始为老年人洗发。操作方法同床上洗发方法。洗发完毕，从老年人头下撤去洗头盆，为其擦干并梳理头发，放好枕头，污水排放管挂回，收起脚踏开关，护理洗浴车放回原处。

学习单元 7　为老年人修饰仪容仪表

了解老年人仪容仪表美的重要性
能够为老年人剃胡须、修剪指（趾）甲
能够为老年人修饰仪表仪容

一、仪容仪表的概念

仪容是指人的外观、外貌，仪表即人的外表。仪容仪表包括人的容貌、服饰和姿态等，是一个人精神面貌的外观体现。良好的仪容仪表能使人身心愉悦。修饰仪容仪表的基本原则是美观、整洁、卫生、得体。

二、老年人仪容仪表美的重要性

良好的仪容仪表有利于获得他人的尊重。一个热爱生活、富有生活阅历、有修养的老年人，应当是注重仪容仪表的。仪容仪表端庄大方、整齐美观，体现着老年人的精神风貌，是身心健康、自尊自爱的表现，当老年人以这样的形象出现在任何场所时，都会得到他人的尊重；相反，衣冠不整、不修边幅，会被认为老态拖沓、生活懒散，视觉上令人不舒服，难以得到别人的信任和喜欢，更谈不上尊敬。每个人的仪容仪表，无论有意无意，都会在对方心理上引起某种感觉，或使人轻松愉悦，或使人不舒服。老年人如果尊重他人，就应该让他人通过自己的仪容仪表来感到自己对他人的尊重。

三、为老年人整理仪容仪表的内容

为老年人整理仪容仪表的内容包括：保持老年人面部清洁，头发清洁整齐，定期修剪指（趾）甲，进行口腔清洁，身体清洁无异味，穿着得体，衣裤整洁；指导老年人保持良好的心态，面部常带笑容。注意，老年男性应每日剃须。

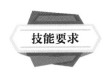

技能要求

为老年人修剪指（趾）甲

【操作准备】

1. 环境准备

环境整洁，温、湿度适宜。

2. 护理员准备

护理员服装整洁，洗净双手。

3. 老年人准备

老年人取坐位或卧位。

4. 物品准备

准备指甲刀、纸巾。

【操作步骤】

步骤1 沟通

向老年人解释操作目的，以取得老年人的配合。

步骤2 修剪指（趾）甲

护理员在老年人手（或足）下铺垫纸巾；左手握住老年人一只手（或足）的手指（脚趾），右手持指甲刀（弧形），修剪指甲长度与指端平齐或稍短一些为宜；逐一修剪。手指圆剪，脚趾平剪。

步骤3 锉平指（趾）甲边缘

用指甲锉逐一锉平指（趾）甲边缘毛刺。

步骤4 整理用物

用纸巾包裹指（趾）甲碎屑并丢入垃圾桶内，整理床铺。

【注意事项】

1. 老年人沐浴后指（趾）甲较软，便于修剪。

2. 日常修剪指（趾）甲，遇老年人指（趾）甲较硬时，可用温热毛巾包裹片刻，再进行修剪。

3. 修剪指（趾）甲时，要避免损伤老年人皮肤。

4. 修剪完毕的指（趾）甲边缘要光滑，不可有毛刺。

为老年男性剃须

【操作准备】

1. 环境准备

环境整洁，温、湿度适宜。

2. 护理员准备

护理员服装整洁，洗净双手。

3. 老年人准备

老年人取坐位或卧位。

4. 物品准备

准备电动剃须刀、毛巾、润肤油。

【操作步骤】

步骤1 沟通

向老年人解释操作目的，以取得老年人的配合。

步骤2 剃须

护理员在老年男性晨起清洁面部后为其剃须。一手绷紧皮肤，一手打开电动剃须刀开关，以从左至右、从上到下的顺序剃须。剃须完毕，用毛巾擦拭剃须部位，检查是否刮净，有无遗漏部位。为老年人涂擦润肤油。

步骤3 整理用物

用物放回原处，清洗毛巾，晾干备用。

【注意事项】

1. 剃须时，要绷紧皮肤，以免刮伤皮肤。

2. 老年人胡须较为坚硬时，可用温热毛巾热敷 5~10 分钟。

相关链接

剃须刀剃须的方法

步骤1 剃须前，洗净老年人脸部。

步骤2 将软化胡须膏涂于老年人胡须上，使胡须软化。稍等片刻后，开始剃须。

步骤3 剃须时，一手应绷紧老年人皮肤，一手握住剃须刀刀柄顺序剃须，从左至右，从上到下，顺毛孔剃刮。剃刮完毕，用热毛巾把泡沫擦净或用温水洗净，再次检查是否刮净。

步骤4 剃须后涂擦润肤油保护皮肤。

为老年人修饰仪容仪表

【操作准备】

1. 环境准备

环境整洁，温、湿度适宜。

2. 护理员准备

护理员服装整洁，洗净双手。

3. 老年人准备

老年人取坐位或卧位。

4. 物品准备

准备镜子 1 块、毛巾 1 条、梳子 1 把、适宜服装（自备）。

【操作步骤】

步骤 1　检查修饰仪容

检查老年人仪容是否干净。修饰仪容，可用毛巾擦拭去除眼角、口角及鼻孔的分泌物，洗干净面、耳及手部，头发梳理整齐，必要时修剪指甲，男性剃干净胡须。

步骤 2　检查修饰仪表

修饰老年人仪表时，可根据时间、地点、场合选择适宜的着装，掸去老年人衣服上的头屑、脱落的头发，使老年人衣着整洁，无污渍。

老年人可以根据不同的场合来着装，比如走亲访友、聚会聚餐时，可选择沉稳色加亮色，神采奕奕中透露着生活的舒心又体现着对大家的重视；在家中时，可以换上休闲舒适的家居服；到公园做运动时，可以选着亮色的运动服饰搭配舒适的运动鞋，会显得更有活力。

老年人卧床时，床上要整洁，面部清洗干净，头发梳理整齐。

无论什么场合，给人舒适、整洁的感觉最为重要。

步骤 3　进一步修饰

协助老年人照镜子，根据老年人要求为其做进一步修饰，满足老年人的精神需求，使老年人满意。

【注意事项】

1. 要根据老年人的健康状况、文化素养等协助整理其仪容仪表。

2. 仪容仪表要求做到干净、整洁。

学习单元 8　为老年人整理床单、更换被服

掌握老年人居室的基本要求
了解老年人居室卫生的要求
掌握更换被服的要求
能够为老年人整理、更换床单位

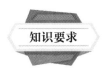

一、老年人居室的基本要求

老年人居室是老年人休息和小范围活动的主要场所，为老年人创造安全、舒适、安静、整洁的环境，可以满足老年人生理、心理的需要，也是护理员的重要职责。老年人房间适宜朝向南或东南方向，光线充足，有利于采光；房间应设有窗帘或百叶窗，便于老年人午休和晚间睡眠；卫生间设置坐式坐便器，坐便器旁设有扶手，方便老年人自行起身和坐便；卫生用品放在老年人排便后伸手可取的地方；应设置呼叫器或按铃，当老年人有需要时，能够迅速通知到护理员并得到有效帮助；床具应高矮适宜，方便老年人上下床；床单、被褥以棉织品为佳；枕头高矮适度。

二、老年人居室卫生要求

1. 清扫、整理室内卫生

清扫、整理室内卫生时，应采用湿式清洁法。当清扫地面时，扫帚应沾湿再进行清扫，避免扬起灰尘。擦拭家具物品时，抹布也应用清水浸湿，拧至半干状态再进行擦拭。墙壁灰尘不要用毛掸子清理，以免灰尘飞扬，可用潮湿毛巾包裹毛掸子，边轻轻蘸取边转动掸子。将拖把刷洗干净，挤压出多余水分，再进行地面擦拭。抹布、拖把均应洗净、悬挂晾干，保持清洁干燥状态备用。物品摆放位置应固定，方便老年人记忆和使用。老年人居室卫生应每日清扫，

每周进行一次大扫除。

2. 清扫、整理床铺

老年人每日晨起、午睡后，护理员要进行老年人床铺的清扫、整理。床铺表面要求做到平整、干燥、无渣屑。扫床时，扫床刷要套上刷套（刷套需要浸泡过浓度为 500 mg/L 的含氯消毒液，以挤不出水为宜）进行清扫。一床一套，不可混用。对于卧床的老年人，护理员还应注意在三餐后、晚睡前进行床铺的清扫整理，避免食物的残渣掉落床上，造成老年人卧位不适以及引发压疮。

3. 经常通风，保持室内空气清新

老年人的居室应每日开窗，通风换气，减少异味，增加舒适感。春秋季节，至少每日晨起、午睡后进行通风，每次 30 分钟。冬季天气寒冷，可相对缩短换气时间，约 10 分钟即可。通风时，注意做好房间内老年人的保暖工作。卧床老年人在床上排便后，应及时通风换气。

三、更换被服要求

1. 每周定期为老年人更换被服（被服包括床单、被罩、枕套）。
2. 当被服被尿、便、呕吐物、汗液等污染时，应立即更换。
3. 老年人的被褥应经常拿到室外晾晒。

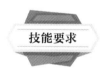

技能要求

为老年人整理床单

【操作准备】

1. 环境准备

环境整洁。

2. 护理员准备

护理员服装整洁，戴口罩、帽子。

3. 物品准备

准备扫床车 1 辆、床刷 1 把、刷套数个、脸盆 2 个（分别盛装洁净、污染的刷套），如图6—32所示。

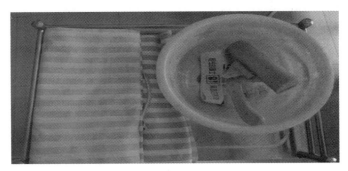

● 图6—32　物品准备

【操作步骤】

步骤1　折叠棉被

将用物放置于扫床车上，推车进入老年人居室。将棉被折叠成方块状，放置在床旁椅子上。将枕头放在棉被上。

步骤2　整理床单

将一侧床头部位床单反折于床褥下压紧，再将床尾部床单扯平反折于床褥下。用同样方法铺好床单另一侧，使床单平整紧绷于床褥上，如图6—33所示。

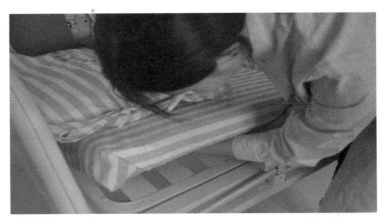

● 图6—33　整理床单

步骤3　清扫床铺

取床刷，套好刷套，从床头纵向扫床至床尾，每扫一刷要重叠上一刷的

1/3，避免遗漏。

步骤 4　整理

撤下刷套，放在另一脸盆中。整理枕头至蓬松放置在床头，枕套开口应背门。棉被放置于床尾。

【注意事项】

1. 护理员扫床时需要戴口罩。

2. 刷套在使用时每床一只，不可重复使用。

3. 刷套使用后可用含氯消毒剂浸泡 30 分钟，清洗晾干后备用。

为卧床老年人更换被服

【操作准备】

1. 环境准备

环境整洁，温、湿度适宜。关闭门窗，必要时用屏风遮挡。

2. 护理员准备

护理员服装整洁，戴帽子、口罩。

3. 老年人准备

老年人平卧于床上，盖好被子。

4. 物品准备

准备扫床车 1 辆、床刷 1 把、刷套数个、脸盆 2 个（分别盛装洁净、污染的刷套）、污衣袋、清洁的床单、被罩、枕套数个。

【操作步骤】

步骤 1　沟通

备齐用物，推车进入老年人居室。向老年人解释操作目的，取得老年人的配合。关闭门窗。

步骤 2　更换床单

（1）将物品按使用顺序码放在床尾椅子上（上层床单，中层被罩，下层枕套）。

（2）护理员站在床的右侧，一手托起老年人头部，一手将枕头平移向床的左侧，协助老年人翻身侧卧至床的左侧（背向护理员），盖好被子，如图 6—34 所示。

必要时对侧安装床挡。从床头至床尾，松开近侧床单，将污床单向上卷起直至入老年人身下，如图6—35所示。

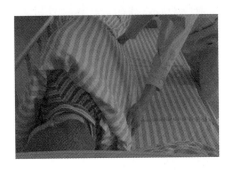

● 图6—34　协助老年人翻身侧卧在床的左侧

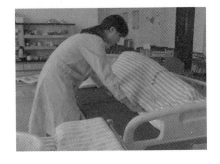

● 图6—35　卷起污床单

（3）从脸盆中取刷套套在床刷上，靠近床中线清扫褥垫上的渣屑，从床头扫至床尾，每扫一刷要重叠上一刷的1/3，避免遗漏，如图6—36所示。

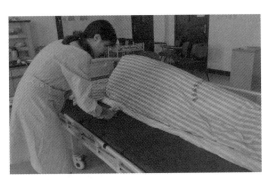

● 图6—36　清扫渣屑

（4）取清洁的床单，床单的纵向中线对齐床中线（见图6—37a），展开近侧床单平整铺于床褥上（见图6—37b），余下的一半塞于老年人身下，分别将近侧床单的床头床尾部分反折于床褥下，绷紧床单，再将近侧下垂部分的床单平整塞于床褥下（见图6—37c）。

（5）将枕头移至近侧，协助老年人翻转身体侧卧于清洁床单上（面向护理员），盖好被子。必要时近侧安装床挡。

（6）护理员转至床对侧，从床头至床尾松开床单，将床单向上卷起，再将污床单从床头、床尾向中间卷起放在污衣袋内。清扫褥垫上的渣屑（方法

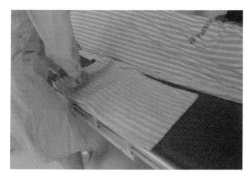
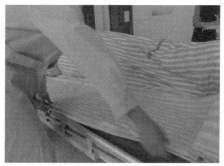

a)   b)

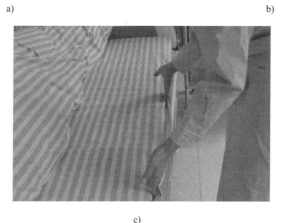

c)

● 图6—37 铺床单

a）床单纵向中线对齐床中线 b）展开床单 c）将近侧下垂部分的床单平整塞于床褥下

同前），撤下刷套，放入另一脸盆中。

（7）拉平老年人身下的清洁床单，平整铺于床褥上，方法同前。协助老年人平卧于床中线上，为其盖好被子。

步骤3 更换被罩

（1）护理员站在床右侧，将盖于老年人身上的棉被两侧及被尾展开。打开被罩被尾开口端，一手揪住被罩边缘，一手伸入被罩中分别将两侧棉胎向中间对折；一手抓住被罩被头部分，一手抓住棉胎被头部分，将棉胎呈S形从被罩中撤出，折叠置于床尾，如图6—38所示。被罩仍覆盖在老年人身体上。

（2）取清洁被罩平铺于污被罩上，清洁被罩中线对准床中线，如图6—39所示。清洁被罩的被头部分置于老年人颈部。打开清洁被罩被尾开口端，一手抓住棉胎被头部分将棉胎装入清洁被罩内，如图6—40所示。在被罩内将棉胎

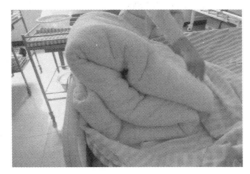

● 图6—38　折叠被胎

向两侧展开。从床头向床尾方向翻卷撤出污被罩，放在污衣袋内。

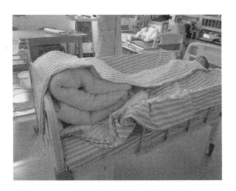

● 图6—39　清洁被罩中线对准床中线

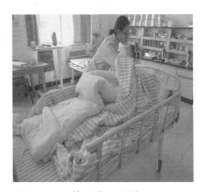

● 图6—40　棉胎装入被罩

（3）将棉被整理整齐，如图6—41所示。棉被纵向两侧分别内折（成被筒），被尾向内反折至整齐。

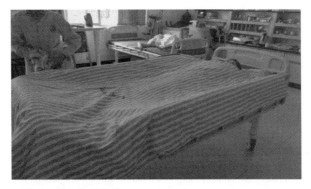

● 图6—41　整理整齐

步骤 4　更换枕套

（1）护理员一手托起老年人头部，另一手撤出枕头。

（2）将枕芯从枕套中撤出，将污枕套放在污衣袋内。

（3）在床尾部，取清洁枕套反转内面朝外，双手伸进枕套内撑开揪住两个内角，如图 6—42 所示。

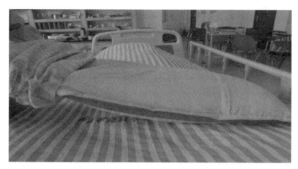

● 图 6—42　反转枕套内面揪住两个内角

（4）抓住枕芯角，反转枕套套好，如图 6—43 所示。

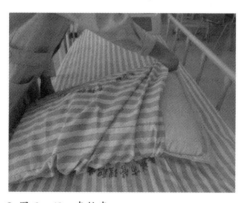

● 图 6—43　套枕套

（5）将枕头从床尾放至左侧头部旁边，护理员右手托起老年人头部，左手将枕头拉至老年人头下适宜位置。枕套开口应背门（必要时，为老年人更换衣裤），如图 6—44 所示。

步骤 5　整理用物

护理员开窗通风，洗净双手。将更换下的被服统一洗涤、消毒。使用过的刷套集中使用含氯消毒剂浸泡 30 分钟，清洗晾干后备用。

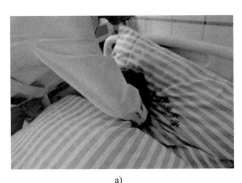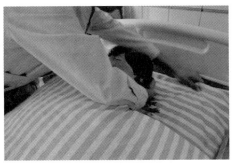

a)　　　　　　　　　　　　　　　　　b)

● 图6—44　放置枕头

a）将枕头放至左侧头部旁边　b）将枕头拉至头下适宜位置

【注意事项】

1. 协助老年人翻身侧卧时，应注意老年人安全，防止老年人坠床，必要时使用床挡。

2. 扫床时，每扫一刷要重叠上一刷的1/3，避免遗漏渣屑。

3. 一床一刷套，不可重复交叉使用。

4. 更换被罩时，避免遮住老年人口鼻。

5. 将棉胎装入被罩内，被头部分应充实，不可有虚沿。

6. 套好的枕头应四角充实，枕套开口背门。

7. 操作动作轻稳，不要过多暴露老年人身体，以免老年人受凉。

学习单元9　卧床老年人预防压疮

熟悉压疮预防知识

熟悉预防压疮的观察要点

掌握预防老年人发生压疮的方法

能够为卧床老年人翻身，观察皮肤变化，报告并记录异常变化

知识要求

卧床的老年人最易出现的皮肤问题就是压疮。绝大多数压疮是可以预防的，护理员在工作中要做到勤为老年人翻身，保持皮肤清洁，勤更换内衣及被褥，避免局部长时间受压，严格交接老年人皮肤情况，认真执行护理措施，可在很大程度上减少压疮的发生。

一、预防压疮的产品介绍

根据老年人机体状况使用合适的预防压疮的产品可以有效减少压疮的发生率，使长期卧床的老年人感觉舒适。常用的产品有压疮垫、楔形垫、软枕、透明膜等。

1. 压疮垫

压疮垫（防压垫）分床垫、坐垫、鞋垫、局部小垫圈四种。从制作材料上又分为空气垫、水垫、海绵垫、气圈、棉垫等。常用的为防压疮气垫，如图6—45所示，可直接平铺于老年人的床单位上，床垫表面波动起伏，垫上有许多微孔喷射气流，具有通风换气、转移身体受力点的作用，从而有效预防压疮。

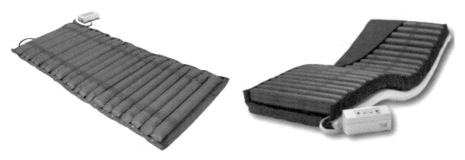

● 图6—45　防压疮气垫

2. 楔形垫、软枕

楔形垫、软枕（见图6—46）支撑身体不同部位，避免骨隆突部位长期受压。

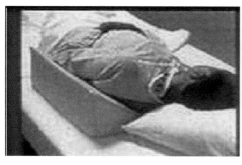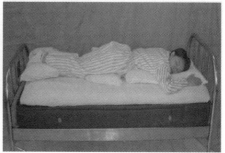

a)   b)

● 图 6—46　楔形垫、软枕

a) 楔形垫　b) 软枕

3. 透明膜

在皮肤消毒后，可直接将透明膜（见图 6—47）贴于易发生压疮的部位，保持该部位环境湿润和温度适宜，防菌防水，调节局部氧张力，避免压疮发生。

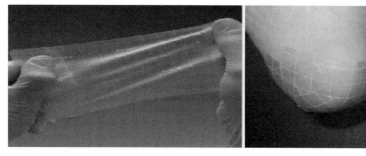

a)   b)

● 图 6—47　透明膜

a) 透明膜贴　b) 透明膜贴应用于足跟

二、压疮容易发生的部位

长期卧床不起的老年人，由于躯体的重压与摩擦而引起局限性浅表皮肤破损，疮口经久不愈。压疮多发生于无肌肉包裹或肌肉层较薄、缺乏脂肪组织保护又经常受压的骨隆突处，其易发部位如图 6—48 所示。

1. 仰卧位

好发于枕骨粗隆、肩胛部、肘、脊椎体隆突处、骶尾部、足跟等部位。

2. 俯卧位

好发于下颌、肩部、胸前、生殖器官、髂嵴、膝部、足趾等部位。

3. 半卧位

好发于枕骨、肩胛骨、骶骨、坐骨和足跟等部位。

4. 侧卧位

好发于耳部、肩峰、肘部、肋骨、髋部，膝关节的内、外侧及内、外踝等部位。

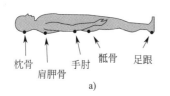
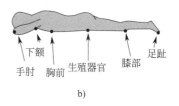

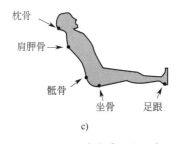
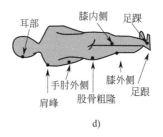

● 图6—48 压疮容易发生的部位

a）仰卧位 b）俯卧位 c）半卧位 d）侧卧位

三、预防压疮的观察要点

1. 根据老年人不同的卧位，重点查看骨突出和受压部位的皮肤情况，看有无潮湿、压红（压红消退时间）以及水泡、破溃、感染情况等。

2. 了解老年人皮肤营养状况，如皮肤弹性、颜色、温度、感觉等。

3. 了解老年人躯体活动能力，如有无肢体活动障碍、意识状态等。

4. 了解老年人全身状态，如有无发热、消瘦或者肥胖、昏迷或者躁动、体弱、大小便失禁、水肿等状态，这些状态是老年人发生压疮的高危因素。

四、预防老年人发生压疮的方法

1. 身体受压部位有效减压

对于长期卧床的老年人，可使用交替式充气床垫（压疮垫），使身体受压部位交替着力，从而延长翻身间隔时间，一般情况下每4小时翻身一次。对于长期卧床的老年人，护理员也可使用楔形海绵垫垫于老年人腰背部，使老年人身体偏向一侧，与床铺呈30°，2小时轮换至另一侧。关节骨突出部位的压疮预防，可采用在一侧肢体两关节之间肌肉丰富的部位加垫软枕的方法。坐轮椅的老年人，轮椅座位上需要增加4~5 cm厚的海绵垫，并且每15分钟抬起身体一次，变换身体着力点。骨突处皮肤使用透明贴或者减压贴保护。

2. 保持皮肤清洁

每日用温水清洗老年人皮肤，保持清洁，大小便后清洗局部皮肤。清洗时不要用刺激性大的碱性肥皂，可用清水或弱酸性的沐浴露，最好采用冲洗的方法，不要用力揉搓。

3. 加强护肤柔润度

清洗后，皮肤可涂擦润肤乳液预防干燥。皮肤有较好的柔润度可抵御摩擦力和压力。清洁后的皮肤不要使用粉剂，避免出汗后堵塞毛孔。

4. 加强营养

每日进食新鲜有营养的食物，可增加机体以及皮肤的抵抗力。

5. 勤更换内衣及被褥

卧床老年人应选择棉质、柔软、宽松的内衣穿着，吸汗且不刺激皮肤。内衣及被褥要每周更换，一旦潮湿应立即更换。保持床铺清洁、干燥、平整。

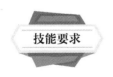

技能要求

为卧床老年人翻身预防压疮

【操作准备】

1. 环境准备

环境整洁，温、湿度适宜。

2. 护理员准备

护理员服装整洁，洗净并温暖双手。

3. 老年人准备

老年人平卧于床上。

4. 物品准备

准备软枕数个、脸盆（盛装 50℃温水）1 个、毛巾 1 条、记录单、笔，必要时备床挡。

【操作步骤】

步骤 1　沟通

评估老年人营养状态，以及身体受压部位皮肤情况。向老年人解释操作方法和目的，以取得老年人的配合。

步骤 2　协助侧卧

（1）护理员将手伸进被子内轻握老年人近侧手臂放于近侧枕边，远侧手臂放于胸前。在被子内将远侧下肢搭在近侧下肢上。护理员双手分别扶住老年人的肩和髋部向近侧翻转，使老年人呈侧卧位。双手环抱住老年人的臀部移至床中线位置，如图 6—49 所示。

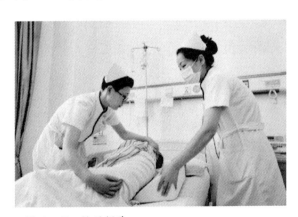

● 图 6—49　协助侧卧

（2）在老年人胸前放置软枕，上侧手臂搭于软枕上。上侧小腿中部垫软枕。保持体位稳定舒适。

（3）掀开老年人背部被子，检查背部和臀部皮肤情况。

（4）护理员用温热毛巾擦拭老年人背部和臀部（见图 6—50），拉平上衣。用软枕支撑背部，盖好被子。

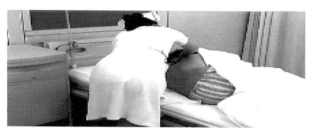

● 图6—50　擦拭背部和臀部

步骤3　整理床铺

整理床铺，必要时加装床挡。

步骤4　记录

护理员洗净双手，进行记录。记录内容包括翻身时间、体位、皮肤情况［有无潮湿、压红（压红消退时间）水泡、破溃、感染等情况］。发现异常及时报告。

【注意事项】

1. 翻身时应将老年人抬起，避免拖、拉、推等动作，以免挫伤皮肤。

2. 卧床老年人，一般情况下2小时翻身1次，必要时1小时翻身1次。

3. 记录准确、全面。

学习单元10　对老年人进行床旁隔离

了解床旁隔离的概念
熟悉床旁隔离的要求
能够对老年人进行床旁隔离

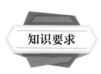

一、传染病隔离的概述

1. 传染病隔离的概念

传染病隔离技术是将传染源（传染病人或带菌者）在易传染期间，与易感染人群分开，安置在指定地点，暂时避免和周围人群接触，防止传染源通过各种相关途径传播。

2. 传染病隔离的目的

通过实施隔离技术，达到控制传染源，切断传播途径，保护易感人群，防止病原微生物在人群中扩散，最终控制和清除传染源的目的。

传染病的流行主要通过三个环节：即传染源、传播途径和易感人群。控制传染发生的主要手段是阻断传染链的形成。

3. 传染病隔离的种类

可按传播途径的不同对隔离进行分类，见表6—2。

表6—2　隔离种类

隔离种类	适应范围
严密隔离	适用于烈性传染病、霍乱、鼠疫等
呼吸道隔离	适用于流感、流脑、肺结核等
消化道隔离	适用于伤寒、细菌性痢疾、病毒性肝炎等
接触隔离	适用于破伤风、气性坏疽等
昆虫隔离	适用于乙型脑炎、疟疾等
保护性隔离	适用于严重烧伤、血液病、骨髓移植、肾移植等

二、床旁隔离要求

1. 床单独安置在整个房间的一角，床间距离大于1.5 m，如小于1.5 m时应用屏风隔开。

2. 床头卡处贴挂隔离标志。

3. 已感染的老年人及其家属避免与其他老年人接触。

4. 应将感染同一种耐药菌的老年人安排在同一居室内。

5. 床旁应有消毒设施和专用医疗器械（如听诊器、血压计、体温计等）；医护人员及护理员接触老年人后，必须消毒双手。

6. 实施床旁隔离时，应先照料护理其他老年人，最后照料护理耐药菌感染的老年人。

7. 老年人离院后，房间应通风换气，并进行终末消毒。

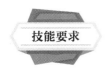

技能要求

对老年人进行床旁隔离

【操作准备】

1. 护理员准备

护理员服装整洁，戴好帽子、口罩（口罩佩戴方法见图6—51）。

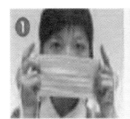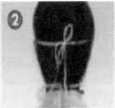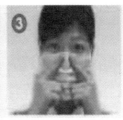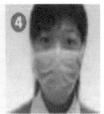

1.将口罩戴上，金属圆软条应该向上   2.头戴分别绑于头顶后及颈后   3.将金属软条向内按压将该部分压成鼻梁形状   4.完成时，口罩必须覆盖鼻至下巴并紧贴

● 图6—51 口罩佩戴方法

2. 环境准备

使老年人独居一室，或将其床单位安置在整个房间的一角。

3. 物品准备

准备隔离标志、警示标牌、体温计、血压计、听诊器、便器、快速手消毒剂、医用垃圾桶、医用垃圾袋、屏风，必要时准备隔离衣。

【操作步骤】

步骤1 沟通

护理员应与老年人交谈，告知老年人床旁隔离的目的，消除老年人的恐惧心理，取得老年人配合。

步骤2 调整环境

若有条件可使老年人独居一室；无条件的情况下可将老年人的床单位安置在整个房间的一角。

步骤3 做好标识

（1）在房门和老年人床头粘贴隔离标识卡，提醒无关人员勿入。

（2）将准备好的用物放在指定地点，专人专用，如体温计、血压计、听诊器、清洁物品及便器等，所用物品上要做好标识。

步骤4 实施隔离

（1）护理员为老年人进行照护时应戴手套，必要时穿隔离衣。

（2）先为其他老年人提供照料，被隔离者安排在最后。

（3）照料完毕后，护理员应脱去手套后消毒双手。

【注意事项】

1. 每天按要求对使用的物品进行消毒。

2. 教育探视家属在探望老年人前后应洗手。

3. 要尊重被隔离的老年人。

学习单元11 老年人房间终末消毒

了解终末消毒的概念
熟悉终末消毒的类别及方法
能够对老年人房间进行终末消毒

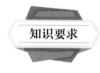

一、终末消毒的概念

终末消毒指传染源（患者和隐性感染者）离开有关场地后进行的彻底消毒处理，以确保场所不再有病原体的存在。终末消毒适用于对养老机构或医疗机构中出院、转科或死亡后老年人所住病室、用物、医疗器械的处理。

二、居室的终末消毒类别及方法

居室的终末消毒类别和具体消毒的方法见表6—3。

表6—3 居室的终末消毒类别和具体消毒的方法

类 型	消毒方法
空气	熏蒸，使用紫外灯照射
地面家具	使用消毒剂喷洒、擦拭
枕芯被褥	日光暴晒 6 小时以上
医疗用具（金属、橡胶、搪瓷、玻璃类）	擦拭、消毒剂浸泡、煮沸、高压灭菌
体温计、听诊器	浓度为 75% 的乙醇浸泡、擦拭
日常用品（餐具、水杯、便器等）	使用含氯消毒液浸泡
垃圾	集中焚烧

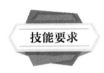

技能要求

对老年人房间进行终末消毒

【操作准备】

1. 护理员准备

护理员穿着工作服，衣帽整齐，戴口罩、手套，必要时穿隔离衣。

2. 物品准备

准备紫外线灯、消毒液、抹布、水桶、污物袋。

【操作步骤】

步骤 1　消毒前准备

护理员撤去被服，打开各种柜门、抽屉，翻转床垫，关闭门窗。

步骤 2　消毒房间

护理员选用如熏蒸、紫外线照射等不同的方法首先对房间空气、物体表面进行消毒，然后用消毒液擦拭家具、床具、地面等。

步骤 3　消毒后处理

打开门窗通风，铺好床单位，整理用物备用。

【注意事项】

1. 操作过程中注意做好个人防护。

2. 根据消毒剂的说明按要求配比、使用消毒剂。

3. 房间内的所用物品必须经过终末消毒后方可进行使用。

思考题

1. 如何为老年人进行床上擦浴？

2. 如何为卧床老年人进行口腔护理？

3. 如何为老年人整理床单？

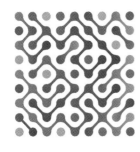

第7章

老年人安全出行照料

　　老年人随着年龄的增长，身体机能逐渐衰退，加之疾病的困扰，出行的需求有所下降，但日常生活、精神及心理方面的需求及疾病的治疗等又需要外出才能得以解决。现代社会的高速发展、交通工具的日益成熟也给老年人出行提供了诸多便利，但老年人记忆力下降、反应迟钝又给出行安全带来许多隐患，所以，为了老年人的出行安全，护理员及家属应给予老年人足够的陪护和关爱，让老年人安全出行、身心愉悦。

学习单元 1　助行器的使用

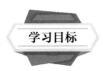

了解助行器的种类
掌握各种助行器的使用方法及注意事项

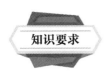

一、手杖的种类及适用对象

　　老年人随着身体各器官的老化，步行所需要的身体稳定性降低，因而常容易跌倒。为保证安全，行动不便的老年人应使用手杖，手杖可增加身体的稳定性，减轻下肢的承重压力。应根据老年人的具体情况选择手杖种类，手杖下端均要有防滑橡胶帽。

1. 普通手杖

普通手杖的特点是整体呈 f 形，如图 7—1a 所示。普通手杖轻便简单、携带方便，适用于一般行动不便的老年人。

2. 支架式手杖

支架式手杖的特点是上端有支撑手腕的装置，可固定腕部和前臂，如图 7—1b 所示。支架式手杖适用于腕部支撑力弱或腕关节强直的老年人。

3. T 字形手杖

T 字形手杖的特点是上端呈 T 字形，有些 T 字形手杖带软环，加大了手杖与手的接触面积，从而增加了行走时的稳定性，如图 7—1c 所示。

4. 四脚式手杖

四脚式手杖的特点是手杖下端有四个支点，进一步增加了稳定性，如图 7—1d 所示。四脚式手杖适用于稳定性和平衡能力差的老年人，但此种手杖携带不便，且在不平坦的道路上难以使用。

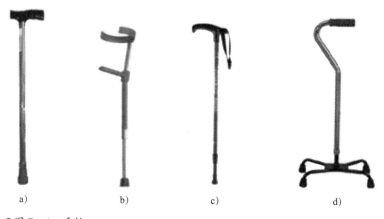

●图 7—1　手杖

a）普通手杖　b）支架式手杖　c）T 字形手杖　d）四脚式手杖

二、拐杖的种类及适用对象

拐杖（见图 7—2）的种类很多，但综合起来有固定式和可调式两种。可调式拐杖可根据使用者要求调整高度和扶手位置。拐杖的高度以使用者身高的

77%为宜（或站位时拐杖上端到腋窝下 3~4 横指的高度），下端着地点为同侧足前外方 10 cm 处。

拐杖有腋下和手腕两处支撑（见图 7—3），稳定性较手杖好。拐杖适用于下肢肌张力弱、关节变形或下肢骨折不能支撑体重的老年人。使用拐杖时需要足够的臂力支撑，所以护理员一定要评估老年人是否具备使用拐杖的条件。

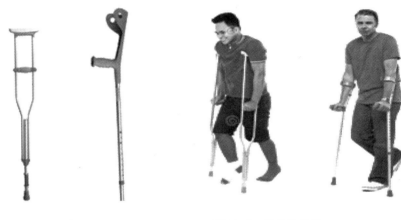

●图 7—2 拐杖　　　　　　　　●图 7—3 拐杖的使用

三、步行器的种类及适用对象

步行器用于肌力低下、行走时稳定性差的老年人，与手杖相比稳定性更强，更为安全。使用步行器的前提是老年人要有判断力和较好的视力，在步行器的支撑下能够行走，不会发生危险。有的步行器还需要有较强的臂力。护理员要根据老年人的实际情况选择不同的步行器。

1. 四轮式步行器

四轮式步行器（见图 7—4）适用于迈步有困难的老年人。四轮式步行器因有轮子，可随时拉动到床旁。但由于轮子容易滑动，用力方向不对时，老年人有可能扑倒而发生危险，要特别注意。

2. 提抬式步行器

与四轮式步行器相比，提抬式步行器（见图 7—5）稳定性强，行走时老年人要提起步行器放到自己正前方的适宜位置，再向前移动身体。站立时稳定性好的老年人才可使用此种步行器。

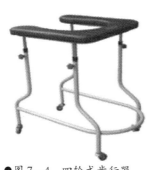
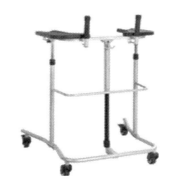

●图 7—4　四轮式步行器

3. 两轮式步行器

两轮式步行器取以上两种步行器的优点（见图 7—6），行走时先使用轮子部分将步行器前移，身体移动时用步行器的支点着地，既具有稳定性，也方便推移。老年人使用两轮式步行器时要经护理员指导，切换要配合好。

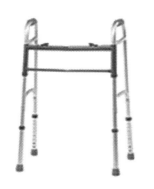
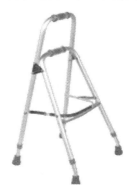
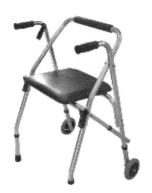

●图 7—5　提抬式步行器　　　　　　　　　●图 7—6　两轮式步行器

四、轮椅的构造、种类及适用对象

1. 轮椅的构造（见图 7—7）

轮椅主架为铁制或铝制，坐垫部位为耐拉力的纤维制品。普通型前轮为硬塑实心轮，后轮为充气轮，前、后轮均有刹车装置。轮椅一般可由中部折叠，便于搬运和放置。

2. 轮椅的种类及适用对象（见图 7—8）

（1）普通型轮椅驱动轮在后，小轮在前，移动方便，老年人坐在轮椅上可用上臂转动手轮圈，自己控制行走。室内外均可使用此类型轮椅。

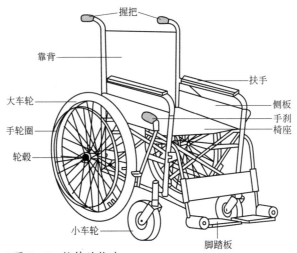

●图7—7 轮椅的构造

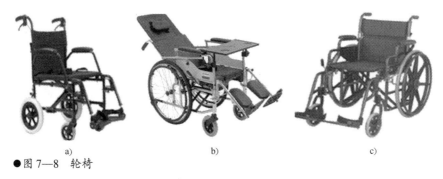

a) b) c)

●图7—8 轮椅

a）普通型轮椅 b）可调型轮椅 c）照护型轮椅

（2）可调型轮椅的背部有固定头颈部的软槽，轮椅靠背能抬高和放平，适用于身体虚弱无力，难于支撑身体的老年人。

（3）照护型轮椅简单轻便，造价低，一般是护理员运送老年人时使用。

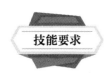

技能要求

手杖的使用

【操作准备】

1. 选择适合老年人的手杖类型。

2. 手杖的长度应是手臂下垂时从地面到手腕的高度。

3. 为老年人选择质地柔软的服装和舒适防滑的鞋，便于老年人行走。

4. 老年人要活动肢体，尤其是下肢，做好站立和行走的准备。

5. 老年人有内翻足时，护理员要用力把他的脚按在地板上，拉平脚趾。

6. 向老年人说明挂手杖时，肘弯曲角度以 150° 为宜。手杖的下端着力点应在同侧脚旁 15 cm 处。指导老年人经常练习步态协调性以及膝部抬起的高度，行走时步调要与手杖配合。

【操作步骤】

使用手杖自行行走的方法

步骤 1　老年人两脚并拢，重心移到健侧脚上，把手杖向前挂出一步远。

步骤 2　向前迈出患侧脚，放平在地面上。

步骤 3　重心缓慢移到患侧脚上。

步骤 4　手杖支撑，健侧脚前移，两脚并拢。

然后开始下一个循环过程。最初训练时可按照"手杖—患侧—健侧"顺序练习，也可按照口令"手杖—左脚—右脚"进行练习。

使用手杖上、下台阶的方法

步骤 1　老年人上台阶时，首先把手杖放在上一个台阶上，先上健侧脚，移动重心在健侧脚上，再跟上患侧脚。

步骤 2　下台阶时，手杖先放在下一个台阶上，先下患侧脚，再跟下健侧脚。

使用手杖过障碍物的方法

步骤 1　调整心态，放松。

步骤 2　尽可能靠近障碍物。

步骤 3　手杖挂到障碍物前方，先迈患侧腿，调整重心后，再跟迈健侧腿，与患侧腿并拢。

协助老年人行走的方法

1. 老年人健侧手持手杖，护理员从后方把手伸入老年人腋窝下，拇指放在腋窝后，用手支托老年人腋下，手背按住胸廓起到固定作用。一般扶住老年人的患侧上肢，防止老年人向患侧或后方跌倒。

2. 老年人健侧手持手杖，护理员一手扶住老年人肩部，另一手提拉老年人腰带，防止老年人身体倒向前侧或两侧，使老年人的身体保持平衡，缓慢向前移步。

【注意事项】

1. 无论向哪一个方向移动，都要先移动手杖，调整好重心后再移动脚步。

2. 手杖与老年人自行步调要协调，在没有完全适应使用手杖之前，要有护理员或家属陪伴。

3. 道路不平整的情况下，不宜使用手杖，移动距离较长时最好使用轮椅车。

4. 养老机构内和有老年人生活的家庭要做到设施无障碍。

拐杖的使用

【操作准备】

1. 检查拐杖是否完好。

2. 根据老年人的具体情况选择使用单侧拐杖或双侧拐杖。

3. 上端接触腋窝的部分要有软垫，下端要有防滑橡胶帽。

4. 为老年人选择质地柔软的服装和舒适防滑的鞋，便于老年人行走。

5. 指导老年人活动下肢肢体，做好站立和行走的准备活动。

【操作步骤】

步骤1 握住拐杖，支撑上身，将上端横木放在腋下。

步骤2 选择步行方法

（1）4点步行法

1）右侧拐杖向前移动。

2）迈出左脚。

3）左侧拐杖向前移动，与右侧拐杖相平行。

4）右脚跟上左脚，与左脚相平行。

（2）2点步行法

1）右侧拐杖和左脚同时移向前方。

2）稳定后，左侧拐杖和右脚同时移向前方。

（3）甩动下肢步行法。两侧拐杖同时伸向前方（身体重心移向前方），用拐杖支撑悬空身体（借助人体重力两腿向前甩动约 30 cm），着地平稳后，再同时移动两拐到身体两侧。

【注意事项】

1. 老年人初次使用拐杖时可能会因不适应引起肩部或腋窝疼痛，应帮助老年人寻找合适的支托角度，以免摩擦腋窝导致皮肤损伤。

2. 老年人在没有达到熟练使用拐杖之前，要有专人监护，以免跌倒受伤。

步行器的使用

【操作准备】

1. 检查步行器是否完好，连接处有无松动。

2. 根据老年人的身高和需求调节步行器的高度，一般以上臂弯曲 90°为宜。

【操作步骤】

步骤 1　老年人平稳站立，让老年人的前臂放在扶手上支撑部分体重，身体略前倾，减少下肢承重。

步骤 2　老年人身体平衡后再缓慢小幅度步行。

步骤 3　协助老年人使用步行器时要站在老年人的旁边，帮助老年人掌握平衡，一旦老年人身体失衡要马上搀扶。

【注意事项】

1. 使用步行器的前提是老年人要有判断力和较好的视力，在步行器的支持下能够行走，不会发生危险。

2. 使用步行器需要有较强的臂力，在使用步行器前或使用中要循序渐进，逐步适应。

3. 不要在地面不平整的场所使用步行器，以免发生危险。

4. 使用带轮子的步行器时，如果身体重力过度前倾，步行器会向前滑动，失去平衡，使老年人跌倒，因此要特别注意。

轮椅的使用

【操作准备】

1. 确认老年人身体状况是否可以使用轮椅。

2. 检查轮椅是否完好、车胎是否充气良好。

3. 周围空间要宽敞，将妨碍使用轮椅的杂物进行整理。

4. 老年人如外出应注意保暖，带好必要物品。

【操作步骤】

步骤1　向老年人解释操作目的，征得老年人同意后将轮椅推到床旁，使椅背和床尾平齐，护理员站在轮椅一侧，一手扶车把，另一手拉紧同侧车闸，再绕到对侧，同样方法拉紧对侧闸，固定轮椅。

步骤2　扶老年人坐至床沿并双腿着地，协助老年人平稳地坐到轮椅上，叮嘱老年人尽量向后靠，勿向前倾或自行下车，老年人双脚放在踏板上（如老年人下肢有水肿，可在踏板上垫以软垫）。

步骤3　推轮椅的方法

（1）在平地使用轮椅时，护理员站在轮椅车的后面，两手扶住车把前进。

（2）抬起轮椅前轮的方法。行走过程中，可能需要短时间抬起轮椅前轮，这时首先要告诉老年人："我现在要把前轮抬起来了！"然后用脚踩踏轮椅后侧的杠杆，同时将车把向后下方压下，使前轮抬起，在轮椅整体平衡状态下，后轮着地，向前推动轮椅。

（3）推轮椅上台阶的方法。脚踩踏轮椅后侧的杠杆，抬起前轮（以两后轮为支点），使前轮平稳地移上台阶，再以两前轮为支点，双手抬车把，抬起后轮，平稳地移上台阶，如图7—9所示。

（4）推轮椅下台阶方法

1）老年人和护理员都背向前进方向，护理员在前，轮椅在后，叮嘱老年人抓紧扶手。

2）提起车把，轻轻把后轮移到台阶下。

3）以两后轮为支点，缓慢抬起前轮，轻轻把前轮移到台阶下，如图7—10所示。

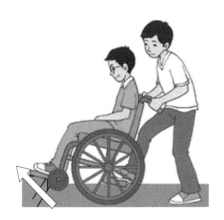
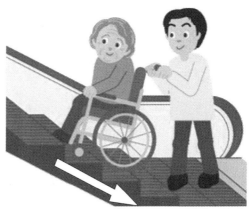

●图 7—9　推轮椅上台阶　　　　　　●图 7—10　推轮椅下台阶

（5）推轮椅下坡的方法。老年人和护理员都背向前进方向，护理员在前，轮椅在后，叮嘱老年人抓紧扶手，缓慢下坡，如图 7—11 所示。

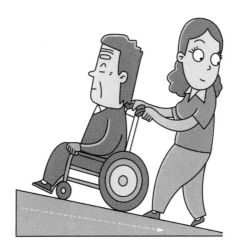

●图 7—11　推轮椅下坡

（6）推轮椅上下电梯的方法。老年人和护理员都背向前进方向，护理员在前，轮椅在后，进入电梯后要及时拉紧车闸，进出电梯经过不平的地方要事先告诉老年人，缓慢进出。

【注意事项】

1. 行走过程中观察道路前后情况，随时注意观察老年人面色，询问老年人有无不适。

2.使用轮椅过程中，要力求平稳移动轮椅，避免突然加速、减速或改变方向，避免大的车体震荡，防止老年人发生意外。

3.使用轮椅过程中要注意与老年人交流，事先向老年人说明前进方向、注意事项等。

学习单元2 老年人走失及预防

了解老年人走失的概念
掌握老年人走失的预防措施

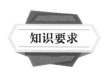

一、走失的概念

走失是指老年人出去后找不到回来的路，因而下落不明或流浪街头。老年人走失主要受幻觉、妄想的支配，或因为对入住环境的不适应而找不到回家的路。患老年痴呆症的老年人表现为记忆力下降、出现幻觉、反应迟钝、容易走失，应特别注意监护。

二、老年人易走失的原因分析

1. 患有老年痴呆症的老年人易走失

从大量老年人走失的报案中，我们可以发现走失的主要原因是老年人患有老年痴呆症或精神疾病；也有些老年人是因为年龄太大，记忆力减退，辨识能力差；还有老年人离开了熟悉的环境来到城市投靠子女，突然改变的陌生环境让他们一时无法适应。老年人的频频走失除了与自身疾病有关外，城市建设和生活方式的不断改变，也是让他们容易走失的原因。一些印象中的参照物，如道路、树木、商店名称等发生变化后，独自外出的老年人就很可能迷失方向，找不到回家的路。

2. 亲属防范走失，心有余而力不足

事实上，每一个患有老年痴呆症的老年人，都深深地影响着整个家庭的生活。随着社会的发展，不少中年人、青年人的工作压力越来越大，有时力不从心，无法日夜陪伴痴呆症老年人。

三、走失的预防措施

1. 陪伴老年人出门之前先打好"预防针"。要千叮咛万嘱咐，特别是对平时没怎么出过门的老年人，告诉他不要离开自己的视线，不能乱跑，不要随便与不认识的人搭讪。

2. 为独自出门的老年人备好手机，手机充满电，充足话费，告诉老年人把手机放好别弄丢了，方便联系。

3. 对于不识字的老年人，为其制作身份卡片或特制挂饰品，在老年人的衣服口袋放入制作的身份卡片，卡片上面记录老年人的个人信息、家属的联系方式及主要病症处理方法等内容。挂饰品上刻上老年人的个人信息、家属的联系方式等。有些老年人可能会弄丢防走失卡片等，为了防止这种情况出现，可以选择防走失衣服，把老年人家属的联系方式绣在衣服上，或是用记号笔写在衣服上。

4. 出门之前给老年人做个简单的体检，测量血压，听心率，看看老年人的身体是否适合出行。如果老年人在半途突发身体不舒服，需要为其去买药或去医院，一定要带上老年人，不要让他落单。出行途中乘坐交通工具，如火车、地铁，要和老年人坐在一起，有些老年人很少出门，没坐过火车、地铁，不知道自己是否到达了目的地，看到别人下车自己也跟着下车，从而走丢。

5. 出行途中，要时刻不离开老年人，让老年人时刻都在自己的视线范围内。特别是对于不认识字的老年人，上厕所时也要跟着，不方便进去就在外面守候。

6. 据心理医生分析，一次走失经历，会给老年人心理上带来很大的创伤。如果有条件可以为老年人身上配备一个拥有通话、实时定位、身份证明等功能的老年人智能腕表，子女手机通过安装在智能腕表上的软件关联，就可以对父母的日常活动进行监护，知道父母的位置和动态。这对于老年人来说无疑是一种有效的保护，对于子女来说也减轻了不少生活压力。也可给老年人佩戴专注于防走失的定位器，老年人随身佩戴定位器，监护人可通过手机实时查看老年人的位置，并能够设置安全范围，老年人走出安全范围，监护人就可以收到报警信息，方便及时找到老年人。

四、老年人走失后的处理方法

（1）第一时间拨打老年人随身电话或查看定位软件，根据定位软件或电话接通，一般可以顺利找到老年人。

（2）若无电话和定位软件，发动亲朋好友，在老年人走失地和经常活动的场所以东南西北发散方向寻找。

（3）短时间寻找未果可报案，求助警察发布协查通知帮助寻找。

（4）携带老年人近期照片到救助站寻找。

（5）印制寻人启事求助路人。

（6）求助媒体。

学习单元3　老年人跌倒及预防

了解老年人跌倒的概念
掌握老年人跌倒的应急处理方法

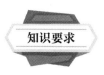

一、老年人跌倒的概念

跌倒是指由于突发的、不自主的、非故意的体位改变，使人倒在地上或更低的平面上。老年人由于活动能力变差，反应能力降低，且由于各种疾病导致步态不稳，随时可能跌倒。

二、老年人跌倒的危害

跌倒是我国 65 岁以上老年人伤害死亡的首位原因。老年人跌倒死亡率随年龄的增加急剧上升。跌倒除了导致老年人死亡外，还导致老年人身体残疾，影响老年人的身心健康。跌倒后的恐惧心理还会降低老年人的活动能力，使其活动范围受限，生活质量下降。

三、老年人跌倒的危险因素

1. 生理因素

（1）步态和平衡功能。步态的稳定性下降和平衡功能受损是引发老年人跌倒的主要原因。一方面，老年人为弥补其活动能力的下降，可能会更加谨慎地采取缓慢踱步行走的方式，导致步幅变短、行走不连续、脚不能抬到一个合适的高度，从而增加跌倒的危险性。另一方面，老年人中枢控制能力下降，对比感觉降低，躯干摇摆幅度加大，反应能力下降，反应时间延长，平衡能力、协同运动能力下降，也会导致跌倒危险性增加。

（2）感觉系统。老年人常表现为视力、视觉分辨率、视觉的空间或深度感及视敏度下降，从而增加跌倒的危险性；老年性传导性听力损失、老年性耳聋甚至耳垢堆积也会影响听力，有听力问题的老年人很难听到有关跌倒危险的警告声音，听到声音后的反应时间延长，也增加了跌倒的危险性；老年人触觉下降，前庭功能和本体感觉退行性减退，导致老年人平衡能力降低。以上各类情况均增加跌倒的危险性。

（3）中枢神经系统。中枢神经系统的退变往往影响智力、肌力、肌张力、感觉、反应能力、反应时间、平衡能力、步态及协同运动能力，使跌倒的危险性增加。例如，随年龄增加，踝关节的躯体震动感和踝反射随拇指的位置感觉一起降低而导致平衡能力下降。

（4）骨骼肌系统。老年人骨骼、关节、韧带及肌肉的结构、功能损害和退化是引发跌倒的常见原因。骨骼肌肉系统功能退化会影响老年人的活动能力、步态的敏捷性、力量和耐受性，使老年人举步时抬脚不高、行走缓慢、行动不稳，导致跌倒危险性增加。老年人骨质疏松会使与跌倒相关的骨折危险性增加。

2. 病理因素

老年人的一些疾病亦可导致跌倒危险性增加。例如，老年人因泌尿系统疾病或其他原因伴随尿频、尿急、尿失禁等症状而匆忙去洗手间，排尿性晕厥等也会增加跌倒的危险性。

3. 药物因素

很多药物可以影响老年人的神智、精神、视觉、步态、平衡能力等方面从而引起跌倒。可能引起跌倒的药物包括：精神类药物（安定类、抗焦虑药等）、心血管类药物（抗高血压药等）、其他类药物（降糖药、镇痛药、抗帕金森病药等）。

4. 心理因素

沮丧可能会削弱老年人的注意力，潜在的心理状态混乱也和沮丧有关，都会导致老年人对环境危险因素的感知和反应能力下降。另外，害怕跌倒也使行为能力降低，行动受到限制，从而影响步态和平衡能力而增加跌倒的危险性。

5. 环境因素

昏暗的灯光，湿滑、不平坦的路面，步行途中的障碍物，不合适的家具高度和摆放位置，楼梯、台阶、卫生间没有扶栏、把手等都可能增加跌倒的危险性，不合适的鞋子和行走辅助工具也与跌倒有关。室外的危险因素，如台阶、人行道缺乏修缮，雨雪天气、拥挤等都可能引起老年人跌倒。

四、老年人跌倒的现场处理

老年人跌倒后的处理按原卫生部于 2011 年 9 月 6 日公布的《老年人跌倒干预技术指南》实施，即老年人跌倒，不要急于扶起，要分情况进行处理。

1. 意识不清者

对于跌倒后意识不清的老年人，应立即拨打急救电话。

（1）如呼吸、心跳停止者，应立即采取胸外心脏按压、口对口人工呼吸等急救措施。

（2）有呕吐者，将头偏向一侧，并清理口、鼻腔呕吐物，保证呼吸通畅。

（3）有抽搐情况者，应移至平整软地面或身体下垫软物，防止碰伤、擦伤，必要时在牙间垫被子角、较厚的衣服等，防止舌咬伤；不要硬掰抽搐肢体，防止肌肉、骨骼损伤。

（4）有外伤、出血情况者，应立即止血、包扎。

（5）如需要搬动，应保证平稳，尽量使老年人平卧。

2. 意识清楚者

（1）询问老年人跌倒情况及对跌倒过程是否有记忆，如不能记起跌倒过程，可能为晕厥或脑血管意外，应立即护送老年人就医或拨打急救电话。

（2）询问是否有剧烈头痛或观察是否有口角歪斜、言语不清、手脚无力等提示脑卒中的情况，如有上述情况，应立即拨打急救电话，可让老年人就地头高位（抬高头部30°）平卧，不可立即搬运。因为搬运不当可能加重脑出血或脑缺血。

（3）有外伤、出血情况时，应立即止血、包扎并护送老年人就医。

（4）查看有无肢体疼痛、畸形、关节异常、肢体位置异常等提示骨折的情形，若有或无法判断，则不要随便搬动，以免加重病情，并立即拨打急救电话。

（5）查询有无腰、背部疼痛，双腿活动或感觉异常及大小便失禁等提示腰椎损害的情形，若有或无法判断，则不要随便搬动，以免加重病情，并立即拨打急救电话。

（6）若老年人试图自行站起，可协助老年人缓慢起立，坐、卧休息并观察。

（7）如需要搬动老年人，应保证平稳，尽量使老年人平卧休息。

五、老年人意外跌倒的预防措施

预防老年人意外跌倒，指导其外出时应注意：搭乘电梯时要扶好扶手；尽可能贴近墙边或扶着栏杆行走；穿防滑的胶底鞋，大小应合适；避免到人多和湿滑的场所；选择合适的手杖或步行器。

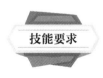

技能要求

对老年人跌倒进行急救处理

【操作步骤】

步骤1 护理员立即到老年人身边。

步骤2 判断老年人意识是否清楚，若心跳、呼吸停止，应立即进行心肺复苏。

步骤 3　询问老年人有何不适。

步骤 4　如有外伤出血等，先处理外伤。

步骤 5　若无不适可协助老年人起立，并坐、卧休息。严重者不可搬动，立即就医。

步骤 6　观察老年人有何异常及不适，并记录老年人跌倒原因、过程及处理流程。

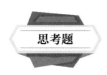

思考题

1. 赵爷爷，79 岁，患脑出血后遗症 12 年，左侧下肢肌力 3 级，如何帮助他使用两轮式助行器行走？

2. 丁奶奶，74 岁，患老年性痴呆症 5 年，今天在小区散步时发现已走失 1 小时，没有带手机，怎样帮助家属寻找她？

3. 王奶奶，72 岁，患高血压病 10 年，今天散步时不慎摔倒，意识清楚，诉头疼，护理员应做何处理？

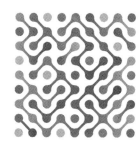

第 8 章

老年人陪同服务

老年人陪同服务是养老服务当中重要的一项服务内容。提供高品质的陪同服务，对于老年人来说意义重大。在家庭中，当家人不能承担相应责任或实际现状已不具备家庭实质功能的时候，陪同服务可给予有需要的老年人一个可以停靠、信赖的港湾，让他们依旧可以享受到生命存在的价值和意义，坦然接受现状，不因为家庭成员不能担当相应的照护而产生困扰、哀伤、恐惧、抱怨。通过陪同服务，可以引导老年人积极地面对生活，有尊严、有品质地生活。

陪同服务的重要性，要求护理员把看似简单的陪伴、陪聊等服务提升为专业的、高质量的服务项目。陪同服务总则是以老年人为中心进行陪同服务，不是以陪同人员为中心。应避免陪同服务过程中，陪同人员以自我为中心的思维方式进行陪同服务。但同时，在陪同服务过程中，陪同的工作人员大多是护理员，他们也要做好自我保护工作。因为有些老年人可能会在单独与陪同人员相处时，出现骚扰行为或是语言暴力情况，甚至有可能出现打人行为。这些情况都需要在对陪同服务进行评估时仔细观察，谨慎对待。

现有的陪同服务极其考验陪同人员的综合素质能力。综合素质能力中涉及与他人的沟通能力、观察能力、问题解析能力、服务能力、面对不同环境的适应能力、处理突发情况的应对能力等。若陪同人员掌握了这些相关技能，具备了良好的服务态度，摆正了服务与被服务的关系，就会为老年人提供更高品质的陪同服务。

<h1 style="text-align:center">学习单元 1　陪同就医</h1>

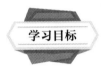

了解不同老年人的就医需求
掌握简单救急处理方法
能够陪同老年人完成就医活动

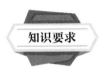

一、陪同就医概述

我国现有的养老服务产业中,医养一体的养老机构仅占少数,多数养老机构仅从事对老年人的日常生活照料工作。养老院或家庭中均居住有鳏寡、失独、"空巢"等情况的老年人,他们都有陪伴就医服务的需求。在这些境遇中的老年人会面临很多的困难和挑战,有的老年人因为身体状况差、行动不便,无法很好地解决就医问题;有的老伴儿患病在床,身边又无子女,更是加大了就医难度;对于鳏寡的老年人,更惨淡的情况是在家中去世而无人知晓;而对于失独的老年人来说,每每想到老年的生活境况,也是心生恐惧。此外,随着科技的发展,信息时代的来临,老年人很难合拍于现在的生活,尤其是面对手机、网络,虽然各大医院都有网络预约等服务,但对于不识字的老年人而言,更是难上加难。当他们外出,看病就医时,就会遇到各种各样的困难。另外,面对现实生活的状况,他们的子女也很难做到时常陪伴在他们身边,解决他们的各种问题。为此,子女们也是万分苦恼。

面对以上种种情况,陪伴就医服务就凸显得尤其迫切及重要。养老服务机构可以提供此项服务,培训出综合素质较高的护理员来负责此项服务。陪伴就医服务可以解决部分老年人看病难的问题,可以帮助老年人选择最佳乘车路线,陪伴他们到医院的路程中老年人若遇到突发情况,身边有人帮助联络解决急救等实际问题,到达医院后也可以帮助老年人排队、跑腿取药等。从另一个角度讲,陪伴就医服务替老年人的子女们尽了一些应尽的责任并解决了他们不能陪伴老年人就医的实际问题，替他们减轻了压力和负担，从而架起了一座连接老年人与子女关系的桥梁。从陪伴就医服务来说，更考验了陪伴就医人员的综合工作能力。从外出陪伴就医准备工作开始，到路途中可能遇到的突发情况及应急处理、与老年人及子女的沟通，甚至是与医院方面的协调，处处体现出陪伴就医人员的素养、技能、服务品质。

首先，工作人员要根据老年人的家庭情况、身体健康状况、所要到达的医院、具体的就医内容等与老年人进行沟通和商讨，为之后做出一系列的安排及外出所使用物品做出准备。与老年人的沟通需要有耐心，陪同人员需要使用柔和的语言，切忌急躁的言语和行为。通常老年人的动作会慢些，多一点耐心给他们，等待他们的反应。在沟通过程中，应多观察老年人的精神状态，留意他们的身体状况，看是否有不适，体力是否能够支撑他/她外出就医，是否有行走困难，是否需要叫车接送等，必要时可以用视频记录下片段。

其次，列出每一项的清单。具体如下：

外出行走的路线：从＿＿＿＿＿＿到＿＿＿＿＿＿。

乘车情况：先是步行，然后乘坐＿＿＿＿路公交汽车，或是乘坐＿＿＿＿号线地铁。

外出携带的药品：＿＿＿＿＿＿＿＿＿＿（老年人的急救药物，如有心脏病的老年人所必备的速效救心丸）。

外出携带的其他物品：医疗卡、钱、纸巾、水、糖（低血糖患者）、小毛巾、雨具等。

天气情况：看是否要准备备用的衣服。

外出助行器械：轮椅、拐杖、便携座椅（视情况而定）。

提醒及确认：是否是今天去医院看病，如果可以，先联络好医生。

老年人丈夫/妻子的联系电话：＿＿＿＿＿＿＿＿＿＿＿

老年人子女的联系电话：＿＿＿＿＿＿＿＿＿＿＿

在陪同老年人外出就医以前，陪同人员需要和老年人的子女进行短暂沟通。短暂沟通有两个目的：一是告知老年人子女，当日有陪同老年人就医一事；二是温馨提醒子女，及时关注发生在父母身边的事情，及时关注和了解父母身体的健康情况，及时通过电话表达对父母的爱和关注。让父母感受到子女的存在与关爱，同时享受到优质陪伴就医服务所带来的温馨和体贴。

危机情况的辨识也是重要的一项工作技能，非常考验陪同人员的观察能力及面对老年人各种变化的应变能力，这些都是能够帮助陪同人员快速判断及分辨问题所在的前提，也能体现出陪同人员的应对能力。陪同人员应在老年人的精神状态、表达语言时头脑的清晰度及逻辑性、老年人的体态姿势等方面判断是否隐藏着危机情况。

二、操作要点

1. 评估老年人当日的精神状态及体力情况，选择陪同就医的途径。如：看是否需要出租车来回接送，或是陪老年人直接步行、乘车等。为路途中可能出现的情况做出预案，如是否使用轮椅、拐杖、便携座椅等。总之，首要保障老年人在路途中的安全问题。

2. 陪同人员切记不要与老年人发生争执，时刻保持清醒的头脑、友好的态度，遇事情不慌张。

三、注意事项

1. 即使准备工作充分，也难免在路途中有意外发生。若有突发情况，陪同人员可以根据平日所学习的护理及救护知识采取适当行动。

2. 若是不能很好地判断突发情况，陪同人员应及时拨打急救电话进行求救。同时，联络所在机构进行支援，打电话与老年人的子女进行联络。

相关链接

陪同就医小贴士

1. 选择正规的医院就医。
2. 事先预约挂号，以减少老年人在医院等待的时间。
3. 准备好病历、医保卡等看病所需的资料。
4. 选择好交通工具，尽量事先预约好出租车，以免老年人在路旁等候过久，坐轮椅者可事先预约残障专车。

5. 上下车时必须注意安全，上车时应让老年人臀部先坐上车，然后用手护其头再上车，下车时以相反顺序执行并必须确定老年人已安全离开车，才能让车开走。

6. 注意老年人上下楼梯、电梯的安全。如老年人活动不太方便，可从医院服务台借用轮椅。

7. 就诊时与老年人一同进入诊疗室，协助提供诊疗所必要的资料，了解老年人的病情及该疾病的注意事项，以指导老年人平时的生活起居。

8. 安排检查（如抽血、拍摄 X 光片等），以半天为原则，以防老年人体力不支，老年人做检查时应在旁协助（如上下检查台、更换衣服等）。

9. 应了解康复方法，返回家或养老院后指导老年人做康复。

10. 返回家或养老院后，应确认老年人对服药及疾病注意事项是否已清楚。

11. 协助老年人服药。

学习单元 2　陪同购物

了解老年人购物的各种需求
掌握购物路线
能够顺利完成陪同购物活动

一、陪同购物概述

陪同老年人购物服务的价值和意义，在于此项服务帮助老年人保持了正常的生活功能及社交礼仪活动。外出对于老年人而言涉及了自身的妆容和社交礼仪，而这方面恰恰也体现出老年人某一层面的心理健康水平和对生活的态度。同时，在陪同购物的过程中，会有机会与不同的人打交道，也会遇到不同的情境，这些都会对老年人维持正常生活起重要的积极作用。保持这样的生活功能，会让老年人感受到没有因为年老，而与社会脱节；没有因为年老，而进入隔离生活。反而因为陪同购物服务的存在，延缓及维持了老年人的这一重要生活功能，为老年人增加了保持正常生活的机会。从这些方面讲，陪同老年人购物服务是具有重要价值和意义的。

首先，陪同人员要根据老年人的身体健康状况、所要到达的购物场所、具体购买的物品与老年人进行沟通，为之后做出一系列的安排及外出所使用物品做出准备。与老年人的沟通需要有耐心，陪同人员需要使用柔和的言语，不要有强势的态度和行为，切忌急躁的言语。通常老年人的行动动作会慢些，应多一点耐心给他们，等待他们的反应。

另外，对于外出购物时的妆容，男性老年人和女性老年人会有所不同。女性老年人更注重着衣打扮，尽量帮助她们梳妆得漂亮得体，这样会增加她们的自信心，使她们的心情更加愉悦；男性老年人需要注意保持衣物干净整洁、面容洁净，检查发型是否凌乱，这些也会影响到男性老年人的自信与尊严。

其次，列出每一项的清单。具体如下：

外出行走的路线：从_____到_____。

乘车情况：先是步行，然后乘坐_____路公交汽车，或是乘坐_____号线地铁。

外出携带的药品：_____（老年人的急救药物，如有心脏病的老年人所必备的速效救心丸）。

外出携带的其他物品：购物袋、钱、纸巾、水、糖（低血糖患者）、小毛巾、雨具等。

天气情况：看是否要准备备用的衣服。

外出助行器械：轮椅、拐杖、便携座椅（视情况而定）。

提醒及确认：购买物品清单。

老年人丈夫/妻子的联系电话：_____

老年人子女的电话：_____

在陪同老年人外出购物之前，陪同人员需要和老年人的子女进行短暂沟通。短暂沟通有两个目的：一是告知老年人子女，当日有陪同老年人外出购物一事；二是温馨提醒子女及时关注发生在父母身边的事情，鼓励父母保持外出及生活社交活动。同时，若有意外情况发生也可以及时与他们联络进行处理。

危机情况的辨识同"陪同就医"。

二、操作要点

1. 随时注意老年人的身体状况及行动安全。

2. 留出充裕的时间购物，不着急赶时间，同时要注意避免在闷热、拥挤、不通风的购物环境中逗留太长的时间。

3. 为老年人提供购物参考，让老年人自行决定购物与否。

4. 协助老年人提物，避免老年人用力提物和过于疲劳。

三、注意事项

1. 陪同老年人外出购物时，途中遇到售卖东西的，及时提醒老年人不要随便听取售货人员的夸张言辞，以免老年人上当受骗。

2. 尽量让老年人自己保存好钱财，即使购物时，也尽量让老年人直接支付或收回所找的零钱，以免出现误会。

3. 即使准备工作做得充分，在路途中也难免有意外发生。若有突发情况，陪同人员可以根据平日所学习的护理及救护知识采取适当行动。

4. 若是不能很好地判断突发情况，陪同人员可以及时拨打急救电话进行求救。同时，联络所在机构进行支援，打电话与老年人的子女进行联络。

学习单元 3　陪同休闲活动

了解不同老年人的休闲爱好
能够陪伴老年人做有意义的休闲活动

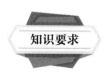

休闲活动存在于每个人的生活当中，对于老年人来说，休闲活动对于他们这个人生阶段尤为重要。其重要性不仅在于与日常生活息息相关，更重要的是有意义的休闲活动可以延缓及推迟老年人的功能丧失和其他心理疾病的发生。

怎样把休闲活动转化为"有意义的休闲活动"便显得格外重要。对于陪同者来说，若能懂得怎样设计有意义的活动及掌握有意义活动的技巧，便可在陪同服务过程中正向地引导老年人尽情享受生活的乐趣，为他们的晚年生活增添些色彩，保持、改善、提高他们的生活品质，这也是陪同休闲活动的本质及价值所在。

有意义的休闲活动能给人们带来满足感，让人们能够乐于参与其中的活动。而这里所提到的有意义的休闲活动，主体是针对可以参与其中的老年人。有的老年人并不知道自己喜欢什么活动，甚至也没有什么休闲活动，而有的老年人认为在家里干干活就已经是很好的休闲活动了。其实有意义的休闲活动里还蕴藏着社交活动的能力，而保持正常的社交活动，对于每个人来说都意义重大。每个人都需要与人接触和交往，不然就会容易陷入孤僻，产生焦虑、无助感、无价值感。所以陪同人员需要帮助老年人找到或参与到有意义的休闲活动中去，这样可以使他们有感受到身心愉悦的机会，并能够自我肯定，产生归属感、存在感及体会自身价值。

如今老年人的休闲娱乐活动越来越多了，很多老年人参加一些社区组织的休闲娱乐活动，但是在休闲娱乐的同时要注意适当，大量的运动不但对体力有影响，严重时可能会影响到健康。

一、老年人休闲活动的原则

1. 休闲不宜过头

相当多的老年人很讲究休闲娱乐，以期强身健体，但老年人的休闲娱乐不能过头。这是因为老年人的身体条件与中年人、青年人有差别，因此，休闲娱乐的方式也不同。

2. 休闲以静养为主

休闲要以静养为主，如种花、看书、打太极拳、散步等。而打球、爬山、跳舞等方式尽管对老年人也非常重要，但一定要适度，以适应其各种生理功能下降的状态。

3. 休闲时间不能过长

许多老年人喜欢看电视，甚至一天几个小时离不开电视，也有的老年人像年轻人一样喜欢上网，这些娱乐休闲活动可以让老年人的大脑接受新的刺激，使他们得到意想不到的满足和收获，起到减缓衰老的作用。但久看电视或者长时间上网会对老年人的健康造成非常大的危害，尤其那些有心脑血管疾病的老年人，更不能久看电视或上网，而且不能看令人过于兴奋、恐惧、激动的节目。

4. 多参与社会公益性活动

老年人假若可以将自己的休闲活动与承担社会功能相结合，多参与社会公益性活动，身心就可以得到很大的满足，为人生增添更加瑰丽的色彩。

二、陪同休闲活动的安排

评估老年人的兴趣、身体活动能力和参与活动的意愿，设计安排休闲活动时可参考以下原则：

1. 老年人乐于参与，能够体会到满足感。

2. 所参加或设计的活动和老年人自身能力相匹配。

3. 设计时要加入老年人个人的兴趣喜好。

（1）兴趣活动，比如绘画、音乐、刺绣、下棋等。

（2）家务活动，比如收拾房间、做饭等。

（3）社交活动，比如让老年人和外部世界保持接触，不要过与世隔绝的日子。

4. 随着年龄的增长有些老年人的记忆力开始下降，陪伴者可以设计一些增强记忆力的活动。

（1）老照片活动。陪同者可以和老年人一起看老照片，追忆自己的成长岁月，让老年人维持远期记忆。

（2）绘画活动。绘画活动能够锻炼老年人的想象力、注意力、色彩和空间感，锻炼手脑并用和身体协调能力。

（3）晒太阳—光照活动。光线对人体具有相当大的作用，一是可以稳定情绪，减少抑郁的发生；二是可以帮助大脑调节生理时钟，让人的作息趋于规律化。所以，陪同人员要经常带老年人到户外去晒太阳、呼吸新鲜空气，有助于老年人的身心健康。

（4）社交—团体活动。正常的团体社交活动，可以让老年人在团体的环境里感受到自己被关怀、被肯定，有机会关心他人，产生价值感，也会因此增加对生活的乐趣。

设计"有意义的休闲活动"

【案例】

王阿姨今年78岁，中风偏瘫，左侧的上肢肌力3级，右侧上肢肌力正常。患病后的王阿姨，精神有些抑郁，对生活失去了兴趣，高兴的时候很少。工作人员小李在与王阿姨打交道的过程中，发现王阿姨很喜欢自己的头发，也喜欢看自己年轻时的照片。之后，小李就借机会赞美王阿姨漂亮，头发也很好。王阿姨听了很是高兴，也会想照照镜子。根据这个发现，小李为王阿姨设计了一个活动，每天陪王阿姨花15分钟梳头发，照镜子，陪她聊天，不停地赞美王阿姨。同时，小李鼓励王阿姨用左手来做梳头发的动作，练习了手部功能。这样，就把一个原本很平常的动作，转化成对王阿姨来说是"有意义的休闲活动"了。

三、操作要点

1. 陪同老年人户外散步（含轮椅）、至亲友处聊天、参加团体性活动（如慢性病俱乐部）、参加性趣活动（如下棋、体操）及参观机构等，应首先确定活动的性质、内容和注意事项，选择合适的交通工具，确保老年人安全。

2. 协助老年人活动，注意老年人的心理需求，维护老年人的尊严。

3. 多观察及多了解老年人在参与活动时容易出问题的地方，给予及时的支持和鼓励，避免指责的言语，用老年人能接受的语言进行引导。

4. 以老年人为中心，尊重老年人的爱好，不武断干涉老年人的活动。

5. 避免老年人身心过劳，或者活动时间过长，中间要让老年人适当休息。如遇竞赛性活动，注意老年人的心理，不因输赢大喜大悲，掌握老年人心理及体力所能承受的度，首要保证安全。

6. 注意气候因素，防止老年人受凉。如活动时间较长，要叮嘱老年人多饮水。

四、注意事项

1. 根据老年人身体的状况调整活动时间。正常情况下，休闲活动的时间为 30~40 分钟即可，身体状态不好可以维持 10~20 分钟，身体状况更差者，可以放弃活动。

2. 天气不好，可以陪伴老年人在家里进行活动。

3. 若是外出，准备好老年人常用物品，包括老年人平日备用的急救药品。

4. 若在外出时间出现突发情况或意外，及时与所在机构、老年人家属联络，或者拨打急救电话进行求救。

学习单元 4　陪读陪聊

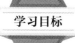

了解老年人的兴趣与爱好
能够根据老年人的喜好完成陪聊活动

陪读陪聊是目前社区居家养老服务中一项需求量很大的服务内容。陪读陪聊不仅体现了对老年人的关爱与心理呵护，而且还体现了老年人自身有需要与他人分享生活点滴的被认同、被重视、被关注的存在感和价值感。尤其现在大多数老年人没有与子女同住，与人交流、被人呵护和关注都略显不足的情况下，老年人的心理需求更加明显。无论是"空巢"老年人、鳏寡独居的老年人，还是"失独"家庭，都急需要陪读陪聊服务来疏导他们内心当中那些久已没有人倾听、无处倾诉的心声，来缓解及释放他们心灵上的疲惫感。

专业的陪读陪聊服务不仅满足老年人的心理需要，也是引导他们保持与人交流、交往及融入社区生活的一种途径。借助陪读陪聊让老年人感受到自身的存在感，引导他们认识到他们还可以有机会与他人分享自身的经验、经历，激励别人，给他人带来帮助，从而认识到和找到自身更深层次的价值感。即使年华已经逝去，人已经苍老，但是还有存在的价值感和意义。这种存在感与价值感可在老年人与他人的互动中获得。陪伴者与被陪伴者永远是不可分割、彼此需要的载体，他们在彼此中也遇见自己。

一、评估

1. 评估老年人阅读或喜好的获取信息范畴，如新闻、报纸。

2. 评估老年人喜好聊天的内容范畴，如天文地理、时事新闻、奇闻异事等。

3. 评估老年人忌讳听到哪些内容和忌讳的聊天内容，甚至忌讳的词句，如"人老了""不中用了"等。

二、内容选择

1. 了解老年人的生活和职业经历，了解老年人感兴趣的食物，选择老年人感兴趣的话题。

2. 对一些失智老年人，可利用照片、音乐、物品等激发老年人对往事的回忆，以促进老年人的思考，延缓智力的衰退。

3. 为老年人读书、读报，语速要慢，咬字清楚，可与老年人交流对某些事件的看法。

三、注意事项

陪读陪聊是一门艺术，它较集中地体现了陪同人员的文学修养及沟通能力、语言表达能力、善于引导的技巧以及心理知识的运用等能力。所以在这样高难度的陪读陪聊服务下，需要督促从事这个行业领域的人员不断学习，进行跨学科的经验交流及实践工作的大量积累，才能为老年人提供优质的陪读陪聊服务。

陪读陪聊需要互动，需要双方的参与，可能最初老年人是被动的，但通过陪读陪聊人员的带动和引导，可以帮助老年人更多地参与其中，享受其中。

相关注意事项如下：

1. 忌讳聊及老年人家庭中隐秘的事情，如家庭存款等。还要根据了解到的老年人家庭背景和习惯说恰当的言语。

2. 每次陪读的内容不要过多，也不要过少。过多会使老年人疲倦，过少老年人兴致未得到满足。需要陪读人员对老年人了解后，掌握合适的"度"。

3. 陪读陪聊最好是在上午进行。一般不要超过45分钟，可以控制在30~45分钟。若是下午，可以选择在15点—16点。

4. 老年人反复唠叨某一件事时，应做一个好的倾听者，应用交流技巧鼓励老年人表达，不应有不耐烦的表情。

5. 当与老年人有不同的见解、看法时，不应与老年人争执，使老年人激动、生气，但也不必一味地认同，适当的讨论有时候可激发老年人的兴趣。

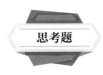

思考题

1. 王奶奶，82岁，退休前是一位中学语文教师，酷爱文学，现因患糖尿病视力模糊，不能看书读报，作为陪读陪聊的陪同人员应该从哪方面准备与王奶奶进行交流？

2. 张爷爷，78岁，患高血压疾病20年，今天要去医院复查病情并开药，作为陪张爷爷看病的陪同人员，该做哪些准备？

3. 李奶奶，76岁，患冠心病18年，爱好太极拳，今天是李奶奶生日，为了让李奶奶过一个愉快的生日，怎样策划生日娱乐活动？